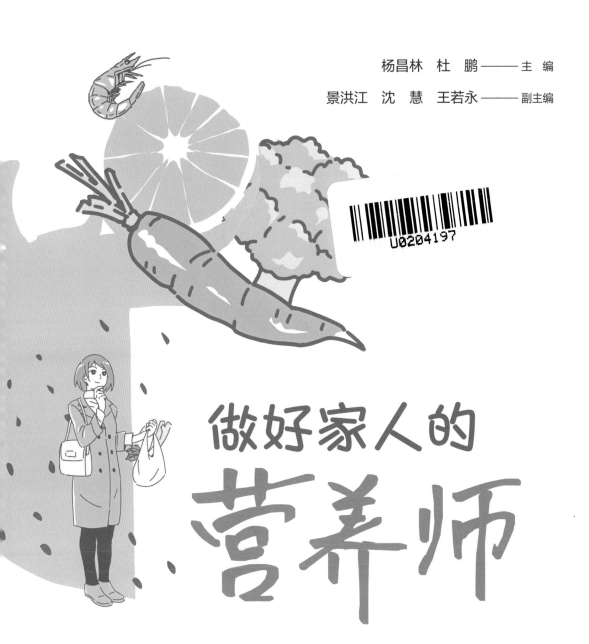

杨昌林　杜　鹏——主编

景洪江　沈　慧　王若永——副主编

U0204197

做好家人的

营养师

人民卫生出版社

·北 京·

编者（按姓氏笔画排序）

王　晶　　王亚雯　　王若永　　白　霜
白雅芝　　刘　鹏　　安艳君　　杜　鹏
李　峰　　李红霞　　李晨琪　　杨昌林
何　芳　　沈　慧　　张樱樱　　陈曦蒙
郁丽琴　　郑　挺　　房龙梅　　赵　敏
钟阿婷　　姜国华　　倪春慧　　桑　源
黄　月　　商　亚　　彭文华　　景洪江
蔡　缨　　臧海贝　　穆慧玲

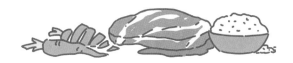

揭示食物背后隐藏的营养秘密

做生活中贴心的营养师

成为守护家人健康的"守门人"

前　言

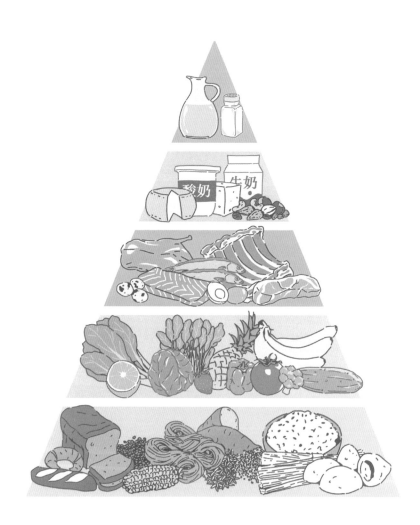

现代社会物质极大丰富，市场供应充足，人们的生活水平不断提高，幸福指数逐步提升，人均预期寿命在"十三五"期间从76.3岁增加到了77.3岁，《2021年国务院政府工作报告》又在"十四五"规划目标任务概述中明确提出，要把人均预期寿命再提高1岁，让每个中国人活得更长，当然，更要活得健康。

但是，我国成年居民慢性代谢性疾病的状况不容乐观。《中国居民营养与慢性病状况报告（2020年）》显示，我国成年居民超重和肥胖率已超过50%，血脂异常患病率也高达35.6%，高血压、糖尿病的患病率分别为27.5%、11.9%。这些慢性疾病和肿瘤并驾齐驱，成为威胁人们健康的"凶手"，严重影响了人们的生活水平和生活质量。

可以肯定地说，不合理的膳食摄入是我国居民疾病发生和死亡的重要因素。我国营养卫生工作在取得阶段性巨大成就的同时，仍然存在诸多问题，比如高油、高盐摄入仍普遍存在，含糖饮料消费量逐年上升，外出就餐频次明显增加，全谷物、深色蔬菜、水果、奶类、鱼虾类和大豆类摄入仍有不足，孕妇、婴幼儿和老年人的营养问题仍需要特别关注等。

近年来，国家卫生健康委员会和国务院办公厅先后发布了《健康中国行动（2019—2030年）》及《国民营养计划（2017—2030年）》，大力推进健康中国战略，狠抓健康饮食教育。但相比于发达国家，我国营养健康教育的主力——营养师却相当匮乏。虽然现在已进入了信息化时代，大众能够从电视、手机、网络等多种渠道获取关心的营养和健康知识，但是信息碎片化、来源纷繁复杂、质量良莠不齐，五花八门的健康谣言让人真假难辨，营养健康教育工作仍任重道远！

本书编者均为从事营养或临床工作的专业人员，有着坚实的教育基础和多年的从业经验，本着"关心自己、关爱家人"的理念，通过通俗易懂的语言，结合自己生活当中的点滴感悟，从挑选食材、科学烹饪、合理搭配、食品安全等基础营养知识出发，紧紧围绕老人、儿童、妇女和中年男性等目标人群，将我们多年的科学知识和诊疗经验进行总结，抽丝剥茧、层层递进，为您一步步揭示食物背后隐藏的营养秘密！

希望我们能成为您生活中最贴心的营养师、守护家人健康的"守门人"！

杜鹏　杨昌林
2023年10月

目 录

081　合理膳食

127　关注食品安全

180　守护家人健康

183　老年营养

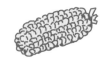

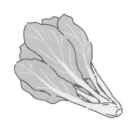

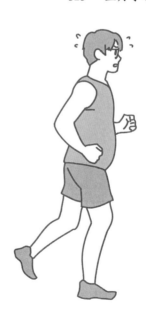

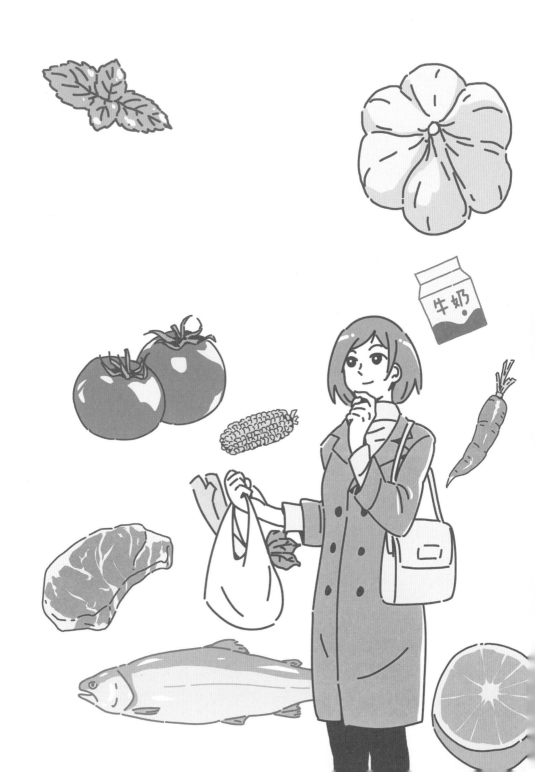

学习

营养

知识

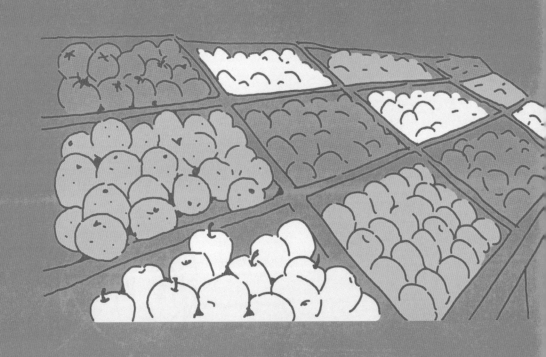

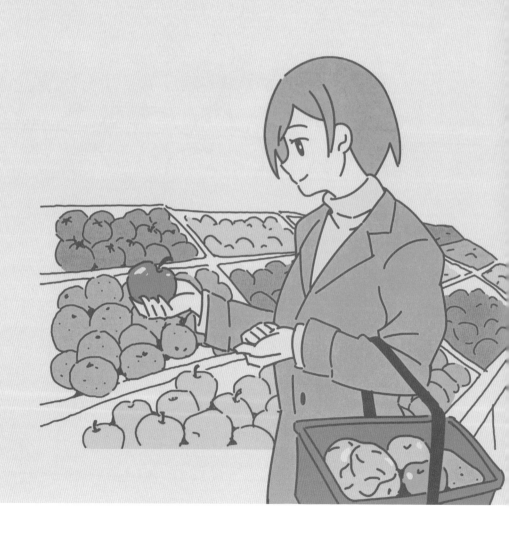

巧选食材

市场里的食材琳琅满目，怎样才能擦亮双眼避开消费"陷阱"，既快又准地挑选出高性价比的食材呢？下面为您介绍挑选食材的小窍门，帮助您练就慧眼，在采购中有的放矢，提高效率。

什么是绿色食品、有机食品

绿色食品和有机食品可以简单理解为在生产过程中满足一定特殊条件、特殊标准的产品。

譬如，企业想要生产绿色食品，需要满足的条件包括：产地环境质量（限制土壤和水源中铅、镉等有害物质含量），添加剂管理（禁止使用明矾、硫磺等），兽药使用管理（禁止用性激素、敌敌畏等），农药残留量管理等。满足一系列条件后，企业向国家主管部门认可的认证机构提出申请，待审查合格，企业就可以在产品上使用"绿色食品"标志。

有机食品与之相近，企业满足相关标准之后，即可向国家主管部门认可的认证机构递交申报材料提出申请。待审核通过，就可以在产品上使用"有机食品"标志，向消费者表明自己的产品符合一系列要求。

有机食品需要满足的条件比绿色食品多，包括且不限于不得使用人工合成农药（可使用天然农药，如烟碱、苏云金杆菌等）；不得使用化肥（可使用粪肥等天然肥料）；不得阉割禽畜、禽畜圈舍空间大小需要符合人道主义、人道屠宰等，因此有机食品的生产成本很高。

目前，尚缺乏足够的科学证据证实绿色食品、有机食品在营养价值方面优于普通食品。

"ISO" "GMP" "GAP" "HACCP" 分清楚

"ISO" "GMP" "GAP" "HACCP" 等认证可以简单理解为针对产品的管理、原料、设备、运输、检测等环节所提出的一系列要求。

ISO
international organization for standards

ISO 是"国际标准化组织"的英文缩写，该组织的成员包括美国、日本、欧盟等国家和地区，职责是制定工业、农业等不同领域的国际标准。中国很多产品要想出口（尤其是出口欧盟）通常要求通过 ISO 认证。

GMP
good manufacturing practice

GMP 是"良好生产操作规范"的英文缩写，是针对工厂厂区环境、厂房结构、洗消设施、机器设备、工人教育、生产管理等的一系列规定，强调从厂房外到厂房内，从流水线的操作台到员工的培训水平都要满足特定的要求。

GAP
good agricultural practices

GAP 是"良好农业规范"的英文缩写，是针对种植、养殖的一套要求，例如农作物必须轮作，有计划地灌溉，不得用动物排泄物饲喂畜禽，生产链条（饲料、配种、药物治疗）必须可追溯等。

HACCP
hazard analysis and critical control point

HACCP 是"关键点控制和危害点分析"的英文缩写，又被称为"食物安全重点控制"，关注选购、运输、储存、生产加工直至食用等各个环节可能产生的危害因素，并对危害进行识别、分析，制定相应的控制方法。例如针对细菌污染危害的识别与监管。

上述各种认证都有可能存在企业为了应付检查而伪造数据、标准浮于纸面不落实等现象，但是对于消费者而言，上述标准可以在一定程度上增强对产品质量的信心。

怎样选购
食用油

食用油的主要成分是脂肪。脂肪分子由甘油和脂肪酸两部分组成，不同的脂肪分子包含不同种类的脂肪酸，有的脂肪酸是人体必需但人又不能自身合成的，这类脂肪酸只能从食物中获取，称为必需脂肪酸。有的脂肪酸人类自身可以合成，称为非必需脂肪酸。

必需脂肪酸分为两类：① n-3 系列脂肪酸，如 α- 亚麻酸；② n-6 系列脂肪酸，如亚油酸。

这两类必需脂肪酸并不是等量摄入最好，而是有一个对健康有利的摄入比例。这个比例通常是 1:（4~6），也就是说 n-6 系列脂肪酸（如亚油酸）的摄入量最好是 n-3 系列脂肪酸（如 α- 亚麻酸）的 4~6 倍。

富含 n-3 系列脂肪酸的食用油以亚麻籽油、紫苏籽油为代表；富含 n-6 系列脂肪酸的食用油以超市最常见的大豆油、花生油、玉米油等为代表。显然，由于后者在超市常见，大家买得多、吃得多，不少人 n-3 系列脂肪酸与 n-6 系列脂肪酸的摄入比例已高达 1:20 以上。因此，多数人需要增加富含 n-3 系列脂肪酸食用油的摄入比例。

还有一类食用油富含油酸，如橄榄油、高油酸花生油、高油酸菜籽油、油茶籽油等。油酸属于 n-9 系列脂肪酸，尽管它不是必需脂肪酸，但是目前一些研究显示它对人体有保健作用，可以尝试在不超过《中国居民膳食指南（2022）》中推荐的食用油总摄入量（25~30 克）并满足必需脂肪酸摄入比例的前提下，以富含油酸的食用油（如橄榄油、油茶籽油等）适量替代其他食用油。

食用油的标签上列有产品的质量等级、生产工艺和配料表。建议选购质量等级为一级的产品。氧气、水蒸气、紫外线、高温等因素均可加速食用油的变质，建议选购大品牌的小容量避光包装，存放于凉爽干燥处，并在开封后尽快用完。

怎样选购富含 DHA 的食材

DHA 即二十二碳六烯酸，属于 n-3 系列脂肪酸。DHA 因其可促进大脑和视觉发育，还具有抗炎和调节血脂作用，近年来受到广泛关注。2015 年发布的《中国孕产妇及婴幼儿补充 DHA 的专家共识》中强调，DHA 与妊娠期、哺乳期妇女及婴幼儿的健康关系密切。富含 DHA 的食材主要是富脂水产品。

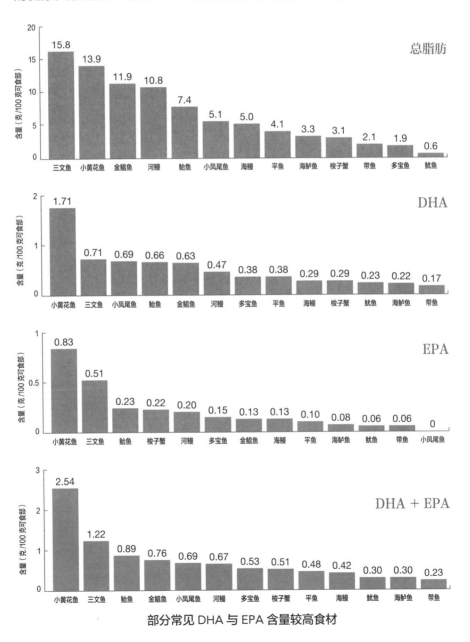

部分常见 DHA 与 EPA 含量较高食材

怎样选购
优质的鱼

鱼以气味不酸不臭，鱼眼清晰有光，鱼鳃鲜红平滑，鱼肉坚实回弹为好。

鱼肉切片的边缘应不干不黑，无异色，包装完整。如包装上有冰晶，则说明该产品可能是被解冻后又重新冷冻的，或已经储存了较长时间。活鱼的卖相好，但为保持鱼的鲜活，商家有时会使用不正当手段，例如添加孔雀石绿等添加剂。美国食品药品监督管理局建议，最好购买冷藏柜内的鱼，其次是展示在厚冰床上的鱼。咸鱼、熏鱼不仅对人有致癌风险，且含有大量的钠，不利于高血压人群的健康，也不建议选购。

鱼类的摄入量可参考《中国居民膳食指南（2022）》，即成年人平均每周最好吃鱼两次或 300～500 克。

鱼的某些部位，如鱼皮、鱼内脏容易蓄积污染物，不建议购买。

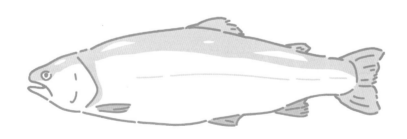

热鲜肉、冷冻肉、冷鲜肉 怎样选

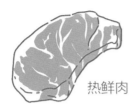

热鲜肉即现杀现卖的肉。禽畜在凌晨屠宰，清晨运往市场，中间没有经过任何低温处理，此类肉从屠宰到集市的时间短，通常正处于僵变阶段，肉质偏韧，口感一般。考虑到流通环节的温度等环境因素，此类肉较易滋生细菌，食用风险高。

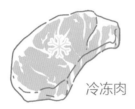

冷冻肉是禽畜屠宰后在 -28℃以下的冷库中速冻，随后置于 -18℃的环境下保藏，并且以冻结状态销售的肉。冷冻肉安全性高，但食用前需要解冻，处理较为麻烦，在解冻过程中维生素会有少许损失，且口感风味较差。

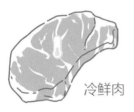

冷鲜肉有许多别名，例如冰鲜肉、保鲜肉、冷却肉、排酸肉、冷却排酸肉等。冷鲜肉的保存温度处于热鲜肉和冷冻肉之间——禽畜屠宰后运往专门的冷却间，在 24 小时内将禽畜胴体温度下降至 0 ~ 4℃，并且在加工、运输和销售过程中始终保持在 0 ~ 4℃。这样的处理工艺使冷鲜肉有序完成了僵变、解僵、软化、成熟等一系列过程，其肌纤维经过了充分排酸，软化变嫩，富有风味，且较低的贮存温度又限制了微生物的繁殖，既比热鲜肉安全，又比冷冻肉口感好。**优质的冷鲜肉外观润泽紧致，表面微湿润或微干，触之不粘手，嗅之无异臭。**

在条件允许的情况下，冷鲜肉是比热鲜肉和冷冻肉更好的选择。

怎样选购鸡蛋

很多人关注蛋壳颜色，认为黄色蛋壳的鸡蛋比白色蛋壳的更有营养。实际上蛋壳颜色与营养无关，挑选鸡蛋关键是看包装上印的产品等级：鲜鸡蛋分为 AA、A 和 B 三个等级，AA 级较其他等级的鸡蛋品质更高、更安全。

新鲜度对鸡蛋的选购也十分重要，在包装上可以看到生产日期，越新鲜的鸡蛋品质越好。

绿色鸡蛋、有机鸡蛋的生产管理需要满足比普通鸡蛋更多的要求，所以普遍价格比较贵。"土鸡蛋"也受到不少家庭的喜欢，但我国尚未制定"土鸡蛋"的生产管理与检测标准，如果一种鸡蛋在包装上印着"土鸡蛋"，并不意味着它具有任何经过检测、被官方认可的产品特性。从营养角度看，目前的检测数据显示散养鸡生的"土鸡蛋"与养鸡场来源的普通蛋营养价值相差不大。而且"散养"这种饲养方式决定鸡的食物来源不可控，散养鸡有可能从环境中摄入有害物质。

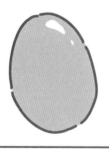

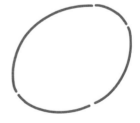

综合考虑，圈养且投喂安全饲料的规模化养鸡场来源的鸡蛋具有更高的性价比。

碘含量高的食材有哪些

碘是人体合成甲状腺激素的原料，甲状腺素可调节新陈代谢，尤其在从妊娠至出生后 2 岁这一脑发育的关键时期，甲状腺激素对于神经元的增殖、突触的建立等具有不可替代的重要作用。

碘缺乏和碘过量均可增加甲状腺疾病的风险，是否缺碘可以通过检测尿碘浓度来评估，孕妇尤其应注意避免缺碘对胎儿神经系统发育造成的影响。如果尿碘检测发现自己尿碘水平过高，建议选购无碘盐，同时避免摄入海带等高碘食材。

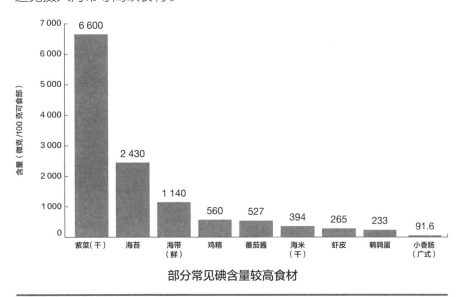

部分常见碘含量较高食材

营养小贴士

▶ **碘过量的原因**

常见碘过量的原因有三个：①水源性碘过量：饮用水的碘含量过高，如河北省黄骅市部分居民的甲状腺肿是由于饮用的深井水中含碘量过高所导致。②食源性碘过量：大量食用高碘食物，如山东省日照市部分居民的甲状腺肿是由于食用过多腌制过海带的盐所导致。③药物性碘过量：由于服用或注射高碘药物或制剂所致，如碘化钾、胺碘酮、碘油造影剂均有可能引起碘过量。

怎样选购食盐

首先，选购食盐需要关注包装上注明的质量等级（优级、一级、二级），建议选购质量等级为"优级"的精制盐。

其次，要了解各种食盐的特点，针对自身情况进行个性化选择。下面向大家介绍几种常见的食盐。

碘盐

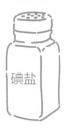

碘盐是我们生活中常见的一种盐，其中的碘来源于生产时添加的少量碘酸钾或碘化钾。碘酸钾或碘化钾不很稳定，烹饪温度越高、时间越长，碘的损失就越多。**为了避免"买到碘盐却吃不到碘"，建议在菜品出锅之前再放碘盐。**同时，为减少碘的流失，建议选购小包装产品，储存时间不宜过长。

低钠盐

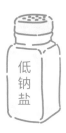

低钠盐即添加了少许氯化钾（或氯化钾混合硫酸镁）的食盐。食盐的主要成分是氯化钠，钠摄入过多不利于高血压人群的健康，在食盐中添加少许氯化钾（或氯化钾混合硫酸镁），可以在味道没有很大改变的前提下用钾（或钾和镁）去"挤占"钠的比例，以减少食用者的钠摄入量。

钾对健康十分重要，但是患有肾衰竭、肾上腺皮质功能减退、肾小管性酸中毒等肾病的患者难以正常排泄出体内的钾，因此不建议这类人群再通过膳食摄入过多的钾。同理，也不建议这类人群食用添加了钾的低钠盐。

市场上的食盐品种层出不穷，分类也越来越细，我们该如何选购呢？

彩盐

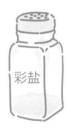

彩盐有不同种类，其颜色由它所含的杂质决定。杂质少的盐是透明晶体，混有铁、硫、黏土等杂质的盐可呈现多彩的色泽。目前没有科学证据证明彩盐比普通食盐更有益于健康。

海盐　湖盐
矿盐　井盐

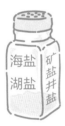

海盐、湖盐、矿盐、井盐虽然来源不同，但这些只关乎成本，与质量等级无关。

购买食盐时，可根据具体情况来进行选择，比如需要拍摄美食照片的人可选择彩盐，血压偏高的人可选购低钠盐，如果经过尿碘检测，发现自己尿碘水平较高，建议选购无碘盐。

怎样选购酱油

选购酱油时注意以下事项，可帮助您选购到质量更高的酱油。

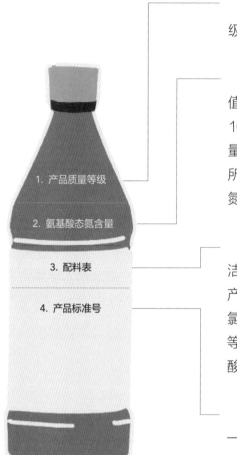

1. 产品质量等级
2. 氨基酸态氮含量
3. 配料表
4. 产品标准号

酱油的标签上注明了产品质量等级，以"特级"为好。

该指标是酱油重要的鲜味指标，数值通常是在 0.4～1.3 克，代表的是每 100 毫升酱油中"氨基酸态氮"的含量，这个数值越高，酱油的味道越鲜。所以，我们要尽可能选择"氨基酸态氮"含量高的酱油。

配料表越短越好，建议选购配料简洁、少盐少糖、少用甜味剂和防腐剂的产品。配料表中常见的甜味剂包括：三氯蔗糖、安赛蜜、甘草酸一钾及三钾等。常见的防腐剂包括山梨酸钾、苯甲酸钠等。

产品标签上还有"产品标准号"这一指标。其中 GB/T18186 代表的是用酿制法制作的酿造酱油，而 SB10336 或者 Q/YLSP0004S 代表的就是用配制法制作的"勾兑酱油"。酿造酱油比配制酱油的酱香味更加浓郁，滋味也纯正，建议选购符合"GB/T 18186—2000"（即《中华人民共和国国家标准：酿造酱油》）的产品。

什么是复原乳

　　复原乳又称"还原奶"，通俗地讲，就是用奶粉勾兑还原而成的牛奶。国家规定，复原乳的配料表中必须标注复原乳所占的比例，"复原乳"三个字也必须在包装上注明。

　　复原乳是否值得购买取决于它的配料表。如配料表中除了复原乳（复原乳粉、炼乳、水）之外，还有明胶、白砂糖、安赛蜜、果葡糖浆、羧甲基纤维素钠、山梨酸钾、香精等成分，则性价比低。

　　虽然在生产过程中复原乳经历高温使其损失了一部分维生素和活性成分，但仍然是很有营养的饮品。因此，如配料简洁，复原乳也不失为替代普通牛奶的一个选择。

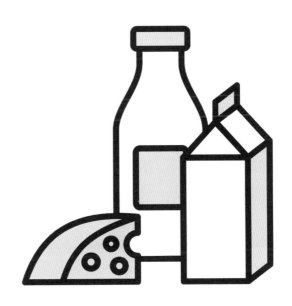

怎样选购牛奶

牛奶营养丰富，是我们日常生活中最常见的饮品，您知道如何更好地选购牛奶吗？

选种类 | 市场上销售的奶制品根据消毒温度不同，可分为灭菌乳和巴氏杀菌乳两种类型。

灭菌乳

灭菌乳消毒温度高（100～150℃），保质期长达数月，通常放在普通货架上，俗称"常温奶"。

巴氏杀菌乳

巴氏杀菌乳消毒温度低于前者（60～80℃），保质期只有短短几天，必须在2～6℃低温货架存放。巴氏杀菌乳比灭菌乳保留了稍多的营养和风味物质，但区别不是很大。

"巴氏杀菌乳"和"灭菌乳"字样均印刷在产品包装上。

看营养 | 牛奶是优质蛋白质的良好来源，其蛋白质含量为2.8%～3.6%。蛋白质含量低于2.8克/100毫升的牛奶就不要买了。但也没有必要过分追求高蛋白含量的牛奶，因为往往价格会比较贵，性价比不高。一般情况下，蛋白质高于3.0克/100毫升的纯牛奶，品质就已经很不错了，可在权衡性价比等因素后按需选购。

> **依成分** | 依成分的不同，
> 还可将牛奶分为脱脂、加钙、舒化等类型。

脱脂奶

脱脂奶是去除了乳脂的奶，适合肥胖或血脂高的人群。

高钙奶

高钙奶通常添加了从生产奶酪的副产品——乳清中回收的乳矿物盐，从而稍微提高了钙含量，通常来说高钙奶的性价比一般。

舒化奶

牛奶中的乳糖是很多人饮用后腹部不适的"元凶"。舒化奶中的乳糖已被分解，适合喝牛奶后有胀气、腹泻等症状的人群。

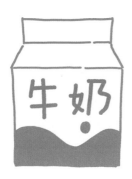

其他

市场上还有一类奶，它们的名字五花八门，有儿童奶、学生奶、早餐奶、巧克力奶、香蕉奶、五谷奶等。从配料表看，它们是由纯奶掺加了一系列其他成分所构成，可以简单理解为被"稀释"过的奶。这类产品的性价比通常比纯奶低。识别这类商品的方法很简单，不仅可以通过配料表来识别，还可以通过它们包装上的"调制乳""乳饮料""风味乳饮料"等字样来识别。

怎样选购酸奶

在国家标准中，酸奶（酸乳）的定义是"以生牛／羊乳或乳粉为原料，经杀菌、接种嗜热链球菌和保加利亚乳杆菌发酵制成的产品"。

衡量一款酸奶的性价比，与复原乳一样，关键是看其配料表（酸奶是否被水、白砂糖、果葡糖浆、明胶、羧甲基纤维素钠等成分所"稀释"）。同时还要关注商品标签上注明的蛋白质含量，建议选购酸奶的蛋白质含量至少在 3.1 克 /100 克以上。

有些人选购酸奶时会额外关注其中的益生菌，但目前酸奶中的益生菌对于疾病的疗效缺乏足够多的高质量科学证据的支持，与其过度关注酸奶中益生菌的"神奇疗效"，不如关注其配料表中添加的糖给人体健康带来的影响。此外，酸奶的保质期较短，建议选购日期足够新鲜的产品。

有一类产品非常容易与酸奶相混淆，它是"稀释"过的酸奶，这种产品叫风味发酵乳（也称风味酸乳、风味酸牛乳等）。按照国家标准规定，风味发酵乳是用 80% 以上的生牛／羊乳或乳粉为原料，添加其他原料所制成的产品。风味发酵乳中添加的"其他原料"通常是水、白砂糖、果葡糖浆、明胶、果粒、谷物碎片、香精等。

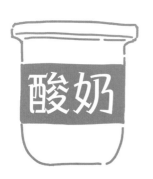

从经济角度看，购买纯粹的、配料中只有生牛乳和发酵菌的酸奶性价比更高。

奶酪和奶片
有什么区别

奶片是奶粉加上一些辅料压制而成。从配料表看，目前市场上的奶片多数添加了糖、麦芽糊精、硬脂酸镁、植物奶油……有的产品配料表中甚至可以见到二氧化硅、滑石粉等成分。这些添加的成分要么高脂、高糖、高热量，要么毫无营养价值，使产品性价比降低。

而奶酪则是由牛奶发酵浓缩制成，蛋白质含量高，乳糖含量低，营养价值高，且适用于乳糖不耐受的人群。

选购奶酪时，首先需要关注配料表，建议选择配料简单的产品，最好只有牛奶、发酵菌、凝乳酶和食盐等成分。此外，还需要关注营养成分表中的蛋白质和钙含量，这两项越高越好，最好每100克奶酪含20克以上的蛋白质，而营养成分表中的脂肪、碳水化合物尤其是钠的含量则越低越好。

部分奶酪的配料表中，可以见到水、白砂糖、明胶、糊精、玉米淀粉、奶油、磷酸二氢钠、六偏磷酸钠、羟丙基二淀粉磷酸酯等成分，此类产品往往以"儿童""成长"等作为卖点，但实际上为了提高产品的接受性，添加了较多的食品添加剂。性价比不高，不建议选购。

植物奶油是什么

植物奶油是普通植物油在一定温度和压力下加氢催化的产物，以大豆等植物油和水、盐、奶粉等通过改性工艺加工而成，因为它能延长保质期，还能让糕点更酥脆，同时熔点高，室温下能保持固体形状，因此广泛用于食品加工和烘焙领域。

植物奶油及其衍生品有很多的别名，以下名称都是配料表中常见的，如植物黄油、人造奶油、人造黄油、氢化植物油、部分氢化植物油、氢化油、起酥油、植物起酥油、植脂末、奶精、植物奶精、植物淡奶、奶末等。如配料表中含有上述名称，则说明该食品中含经"改性工艺"加工过的油脂，口感可能不错，但能量也可能较高，从减脂、低热量的角度考虑，此类食品不建议血脂偏高或者超重肥胖人士选购。

此外，植物奶油在加工的过程中会产生反式脂肪酸。科学研究表明，反式脂肪酸与高血压、心脑血管病、糖尿病等疾病密切相关，孕期或哺乳期的妇女过多摄入含有反式脂肪酸的食物还会影响胎儿的健康。因此，建议平时最好少吃植物奶油。

营养小贴士

▶ 有"动物奶油"吗

牛奶加热后表面会浮起的一层"皮"，就是生活中最常见的奶油，从某种意义上来说，可以算得上是动物奶油。但在现行的国家标准中，没有"动物奶油"这个说法，只有稀奶油、奶油和无水奶油。

国家标准《中华人民共和国国家标准：食品安全国家标准 稀奶油、奶油和无水奶油》（GB 19646—2010）中规定，无水奶油的脂肪含量不应少于 99.8%，奶油脂肪含量不应少于 80%，稀奶油脂肪含量为 10%～80%，较前者更"稀"。

怎样选购富含维生素 C 的食材

维生素 C 具有抗氧化、参与组织修复、促进伤口愈合等作用，富含于新鲜蔬菜水果中。下表将一些常见维生素 C 含量高的食材按照含量高低顺序排列，供大家在选购中参考选用。

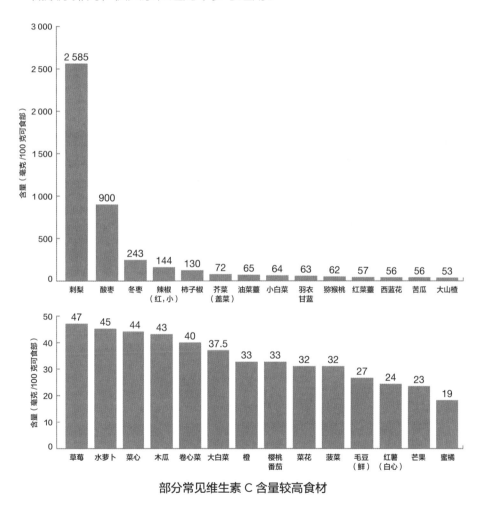

部分常见维生素 C 含量较高食材

需要注意的是，维生素 C 在氧、热、光和碱性环境下不稳定，易受破坏。为尽可能保留食物中的维生素 C，建议注重食材的新鲜度，低温储藏，尽快吃完。同时避免以煎、炸、烤或者长时间炖、煮、熬等方式加工富含维生素 C 的食材，以免造成维生素 C 的损失。

怎样选购富含铁的食材

铁是人体必需微量元素之一，在体内可复合组成具有多种生物活性的功能蛋白，参与体内氧气的运送，维持正常造血功能，还可促进 β-胡萝卜素转化为维生素 A，参与脂类在血液中的转运以及药物在肝的解毒等，发挥重要的生理功能。

铁广泛存在于各种食物中，包括动物性食物和植物性食物，含量高的食材包括肉类、血制品、动物内脏、海米、鸡蛋黄等。通常而言，动物来源的铁是血红素铁，吸收率高；植物来源的铁是非血红素铁，吸收率低。维生素 C 含量高的食物如与含铁食物一同摄入，可提升人体对铁的吸收率。所以，如果希望提高膳食补铁的效率，可将富含铁的食材与富含维生素 C 的食材同餐食用。

需要注意的是，尽管禽畜的肝脏含铁丰富，但是肝脏容易富集重金属等有害物质，大量摄入肝脏会存在一定的安全风险。选购补铁食材的时候要结合实际需要，权衡吸收率和安全性。

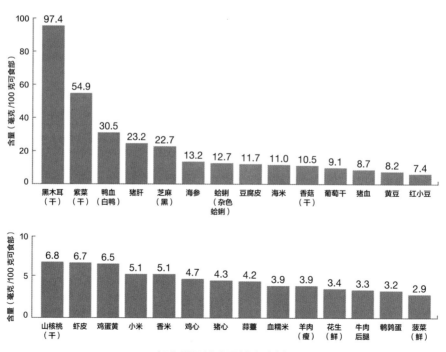

部分常见铁含量较高食材

怎样选购富含钙的食材

　　骨质疏松造成的骨折严重影响老年人的生活质量，应当从生命早期就多管齐下预防骨质疏松症，以期获得最佳的骨量峰值，应对老年阶段的骨质流失。通过食物摄取足够的钙是预防骨质疏松的重要手段。

　　喝牛奶是方便高效的补钙方法，《中国居民膳食指南（2022）》建议健康成人每日摄入奶及奶制品 300～500 克。蔬菜和豆制品也是补钙的好食材。

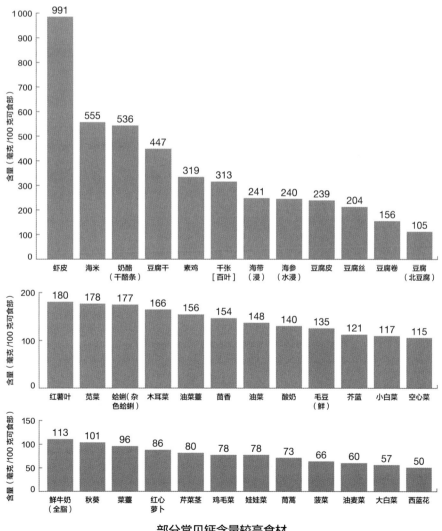

部分常见钙含量较高食材

怎样选购富含维生素 A 的食材

维生素 A 对于维持视力、皮肤和免疫系统的健康具有重要作用。维生素 A 并非一种单一的物质，它以维生素 A 以及多种类型胡萝卜素的化学形式存在，不同化学形式的维生素 A 生物活性不同。

蔬菜是膳食维生素 A 的良好来源。禽畜肝脏也含有丰富的维生素 A，但由于肝脏易富集重金属，不宜通过大量摄入肝脏的方式补充。

部分常见维生素 A 含量较高食材（微克 RAE/100 克可食部）

食材名称	维生素 A 含量	食材名称	维生素 A 含量
鸡肝	10 414	红鳟鱼	206
猪肝	6 502	茴香	201
鹅肝	6 100	木耳菜	168
鸭蛋黄	1 980	小白菜	154
鸡心	910	空心菜	143
白薯叶	497	芥菜	142
鸡蛋黄	438	蜜橘	138
河蟹	389	韭菜	133
羽衣甘蓝	364	南瓜（栗面）	127
胡萝卜	342	苋菜	124
鹌鹑蛋	337	小黄花鱼	94
奶酪（干酪条）	271	油菜	90
鸡蛋	255	芒果	75
芹菜叶	244	鲜牛奶（全脂）	73
菠菜	243	彩椒	66
豌豆尖	226	红薯	63
荠菜	216	香椿芽	58

怎样选购富含膳食纤维的食材

膳食纤维分为可溶性、不溶性两类。可溶性膳食纤维，如寡糖、菊粉、果胶；不溶性膳食纤维，如纤维素、半纤维素、木质素等。大多数食材中，由于可溶性膳食纤维较少，因此不溶性膳食纤维的含量与总膳食纤维含量相差不大。

便秘人士尤其需要注重膳食纤维的摄入，**通常建议成人（19~50岁）每日膳食纤维摄入量为 25~30 克。**

部分常见不溶性膳食纤维含量较高的食材（克/100 克可食部）

食材名称	不溶性膳食纤维含量	食材名称	不溶性膳食纤维含量
魔芋精粉	74.4	黑豆(干)	10.2
大杏仁	18.5	松子仁	10
黑芝麻	14	白芝麻	9.8
白扁豆(干)	13.4	榛子	9.6
西瓜子	13.2	核桃	9.5
青豆(干)	12.6	开心果(熟)	8.2
酸枣	10.6	花生(鲜)	7.7
芸豆(干)	10.5	羽衣甘蓝	3.2
豌豆(干)	10.4	西芹	2.2
腰果(熟)	10.4	菜花	2.1

怎样选购富含叶酸的食材

　　叶酸可用于治疗由叶酸缺乏症引起的贫血，同时，它对胎儿的神经管发育也十分重要。在新生儿神经管缺损病例中，有超过一半被认为是孕早期叶酸不足导致的。人体无法自身合成叶酸，必须从食物中摄取，但日常饮食有时候难以满足胎儿神经管发育对叶酸的需求，因此孕妇通常需要服用药物补充叶酸。

　　叶酸来源丰富的食物主要包括蔬菜、水果、坚果、动物内脏等。

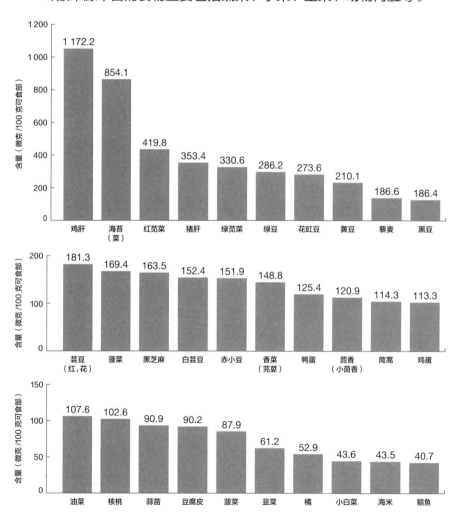

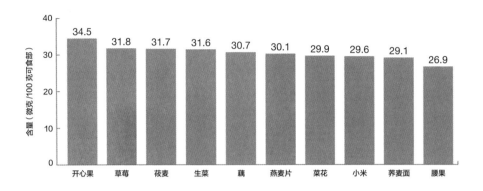

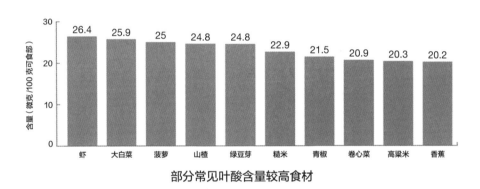

部分常见叶酸含量较高食材

　　需要注意的是，叶酸是一种不耐热的水溶性维生素，它很容易在高温烹制中受到破坏，也容易因溶解于菜汤而被弃置。为"食补"叶酸考虑，最好避免长时间的高温炖煮以减少叶酸的损失。

怎样为血压高人士选购食材

　　膳食中的高钠和低钾是高血压发病的危险因素。世界卫生组织指出，钠摄入量高（＞2 000毫克／天，相当于每天5克食盐）和钾摄入不足（＜3 500毫克／天）可增加高血压、心脏病、脑卒中的风险。《中国老年高血压管理指南（2019）》同样强调，减少钠盐摄入，增加富钾食物摄入，有助于降低血压。**因此，低钠和高钾是血压高人士选购食材的两个重点。**

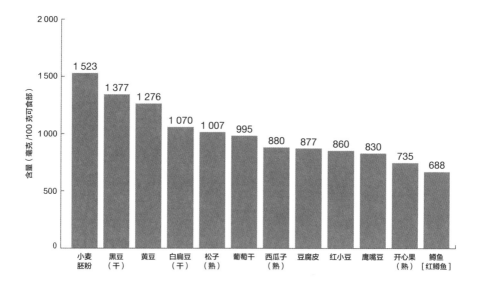

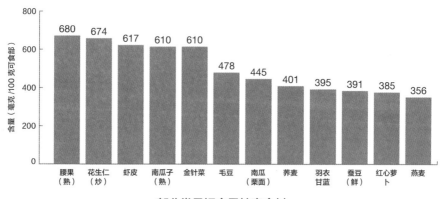

部分常见钾含量较高食材

钠的膳食来源主要是食盐（有时是味精、鸡精、酱油）。一些食材中也含有大量的钠，不适宜血压高的人士食用，如咸菜、咸肉、咸鸭蛋、肉松、瓜子、火腿肠、午餐肉、培根、扒鸡、奶酪、方便面、浓缩固体汤料、腌制食品等。国家规定食品包装上"营养成分表"需要标有钠含量，值得高血压人士特别关注。

钾的膳食来源主要是蔬菜水果和粗粮杂粮。

怎样为高尿酸人士选购食材

膳食干预是控制尿酸的手段之一，为尿酸高的人士选购食材，需注意以下三点。

—1—
少吃果糖

过多的果糖可升高尿酸，日常膳食中果糖的主要来源通常是果汁，蔗糖／白砂糖（蔗糖消化分解后可产生果糖），蜂蜜（含果糖），甜饮料（通常含果葡糖浆、白砂糖），甜味零食（通常含果葡糖浆、白砂糖），风味酸奶以及风味乳饮料（通常含果葡糖浆、白砂糖）等。建议避免选购此类食物。

—2—
少喝酒

酒精影响尿酸排泄，部分酒类（如啤酒）中所含的肌苷酸、鸟苷酸等经人体消化后也可产生嘌呤，因此酒类也不适宜尿酸高的人群选购。

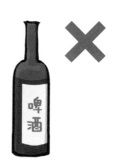

—3—
低嘌呤膳食

人体的尿酸中，大约 20% 来源于含嘌呤食物。高嘌呤饮食可诱发痛风性关节炎的急性发作。嘌呤是细胞里的成分，食材中细胞的数量越多，嘌呤含量就越高——水产、禽畜肉和内脏均属此列。**牛奶中基本没有细胞，鸡蛋是一整个细胞，这两种食物几乎不含嘌呤，适宜高尿酸人士选购。**

2023 版《痛风诊疗规范》建议，限制高嘌呤的动物性食物，如动物内脏、贝类以及沙丁鱼等摄入，同时应限制酒类和高果糖饮料的摄入。《中国高尿酸血症与痛风诊疗指南（2019）》中主张，限制酒精、高嘌呤和高果糖饮食的摄入，鼓励摄入奶制品和新鲜蔬菜，不推荐也不限制豆制品的摄入。

目前，科学证据显示，蔬菜、全谷物、杂粮、杂豆（淀粉豆类）以及坚果中的嘌呤对血尿酸影响较小。

怎样为高血糖人士选购食材

为高血糖人士选购食材需要先了解一个概念——血糖生成指数（glycemic index，GI）。为了便于理解，此处简单介绍，"GI"从某个角度而言与食物升血糖的速度相关。可以大致上理解为，GI高的食物食用后血糖升高的速度偏快；GI低的食物食用后血糖升高的趋势相对比较平缓。

《中国糖尿病膳食指南（2017）》建议血糖高的人群多选购全谷物、杂粮、杂豆等，此类食材普遍GI偏低，升血糖的速度较慢。同时，应该避免选购被烹饪到软烂的食物（如白粥、软烂白面条），此类食物消化吸收的速度较快，因此升血糖的速度也快。为了减缓进食后血糖上升的速度，建议选购掺杂有蔬菜、杂豆、坚果、肉类、蛋类、豆制品等成分的主食或者自行将上述成分掺入主食中。还可以先吃蔬菜、肉类，最后吃主食。可于两餐之间摄入低GI水果。糯米、黄米等黏性大的谷物GI值高，不宜过多选购。

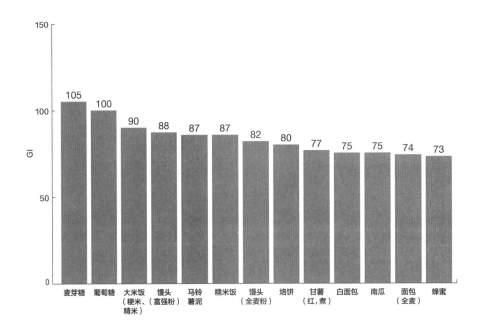

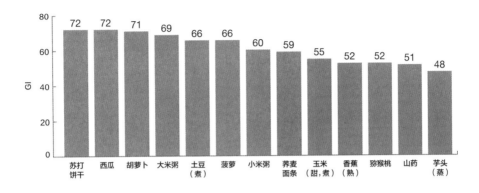

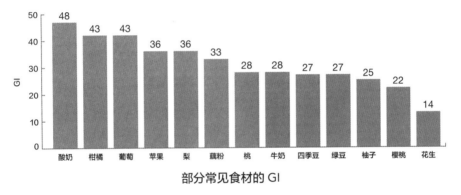

部分常见食材的 GI

**营养
小贴士**

▶ **血糖生成指数**

　　血糖生成指数（GI）是表示某种食物升高血糖效应与
标准食品（通常为葡萄糖）升高血糖效应之比，指的是人体
食用一定食物后会引起多大的血糖反应。它通常反映了一种
食物能够引起人体血糖升高的能力。

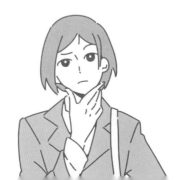

怎样选购富含蛋白质的食材

蛋白质由氨基酸拼接而成，如果将蛋白质比喻为一块拼好的拼图，氨基酸就是组成拼图的那些小碎块。"拼图"的价值高低由组成拼图的"小碎块"（氨基酸）的种类和比例决定。

人吃下食物后，消化系统慢慢地把其中的蛋白质"拼图"拆开，拆成单片或者两三片连接在一起的"小碎块"，之后再将"小碎块"吸收掉。人体用得上的"小碎块"（氨基酸）一共有 20 种，其中有的氨基酸人体可以自身合成（非必需氨基酸，如甘氨酸、丝氨酸）；有的人体不能合成，只能从食物中获取（必需氨基酸，如亮氨酸、异亮氨酸）；还有的氨基酸人体虽然能够合成，但是合成需要一定前提条件，或者某些生理阶段合成能力不足，因此从某个角度看仍然比较依赖于膳食摄入（条件必需氨基酸，如酪氨酸、半胱氨酸）。

人体必需氨基酸有 8 种，分别为亮氨酸、异亮氨酸、缬氨酸、蛋氨酸、苯丙氨酸、赖氨酸、苏氨酸、色氨酸（婴儿为 9 种，多一个组氨酸），人体对这 8 种必需氨基酸不是等量的需要，有的需求量多，有的需求量少，有一定比例。

如果从蛋白质中"拆"出来的氨基酸正好就是这 8 种必需氨基酸，而且它们的含量比例也恰好与人体所需的比例相契合，那么这种食物的性价比就很高。可惜这种理想化的食物并不存在，即使是在氨基酸方面性价比最高的鸡蛋，也只含有大约 42.4% 的必需氨基酸。

如果单从补充蛋白质的角度考虑，建议选购必需氨基酸占比高的食物。

	必需氨基酸 /%	条件必需氨基酸 /%	非必需氨基酸 /%
鸡蛋	42.4	6.2	51.4
青鱼	41.7	5.2	53.1
鸡	40.1	4.7	55.2
牛肉	39.6	5	55.5
猪肉	39.6	4.6	55.8
牛乳	39.4	5.7	55
鸭	39.3	5.6	55.1
赤小豆（干）	39.1	4.1	56.7
鲢鱼	39	4.7	56.3
基围虾	38.8	3.9	57.2
羊肉	38.8	4.8	56.4
奶粉	38.8	6.2	55
绿豆（干）	37.1	4.1	58.8
河蟹	36.4	5.7	58
黄豆	36.1	4.8	59.2
籼米	34.9	6.8	58.3
豆腐	32.1	4.8	63.1
小麦粉	27.6	5.3	67.1
海参（水浸）	21.6	3.2	75.2

食物中必需氨基酸、条件必需氨基酸和非必需氨基酸的含量比例

怎样选购零食

零食可以大致分为 5 类：水果类、奶类、坚果类、杂粮类、蛋白质类。

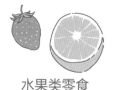

水果类零食

《中国居民膳食指南（2022）》**建议每日摄入水果 200～350 克。**以水果当零食，首推新鲜水果，其次是真空冷冻干燥（冻干）水果。应避免购买水果蜜饯、水果脆片、果脯、盐渍水果等。建议购买血糖生成指数（GI）偏低的水果。

奶类零食

奶类零食以酸奶、奶酪为多见。《中国居民膳食指南（2022）》**建议健康成人每日摄入各种奶制品 300～500 克，**摄入量相当于每天液态奶 300 毫升以上。

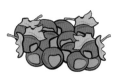

坚果类零食

《中国居民膳食指南（2022）》**建议健康成人平均每周应摄入 50～70 克（平均每天 10 克左右）坚果，**基本相当于每天摄入带壳葵花瓜子 20～25 克（约一把半），或花生 15～20 克，或核桃 2～3 个。坚果类零食以原味为上，避免选购配料表中含盐、糖的坚果，油炸坚果亦不宜选购。最好选择小包装，以免坚果长时间接触空气导致受潮或油脂酸败。市面上有一日一包式的坚果类零食出售，但此类产品中往往掺入了果干，这种果干通常为糖渍，降低了性价比。

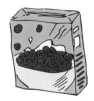

杂粮类零食

杂粮类零食可以选择麦片、杂豆等。购买麦片时，建议选购配料表中只有燕麦的产品。有些麦片的配料表中有白砂糖、淀粉、麦芽糊精、植物油、甘油、单硬脂酸甘油酯等成分，购买添加有此类成分的麦片既不经济，也不健康。可自制杂粮饼，原料可以选择杂粮、杂豆、豆浆渣等，可用烤箱、微波炉或电饼铛烹制，注意少油少盐，避免油炸。

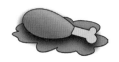

蛋白质类零食

蛋白质类零食亦可自制，如少油少盐的鸡肉丝、卤鸡蛋、卤鸡腿、卤牛肉、卤豆干，也可以购买配料简洁的蛋白棒。

市面上出售的油饼、糖饼、年糕、炸糕、薯片、锅巴、辣条等零食均不建议作为零食食用。

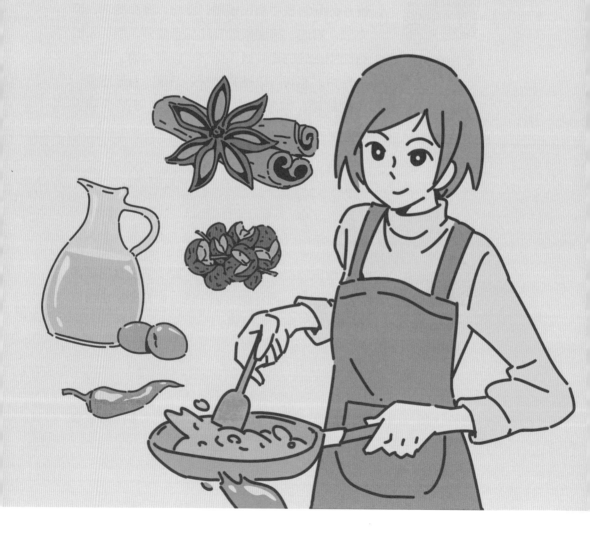

科学烹调

　　烹即加热，将食材煮熟制成菜肴；调是调味，通过调制使菜肴味美色佳。科学烹调就是运用丰富的营养学知识，指导烹调方法的选择和烹调技术的运用，实现营养成分的相互协同，从而最大程度地利用食材，促进合理膳食。

如何减少烹调中营养素损失

食材中包括水、糖类、蛋白质、脂肪、维生素、矿物质和膳食纤维等营养素，每一类都是人体必不可少的。但是，在烹调过程中，由于精深加工、淘洗、修整、洗切、烹调等，营养素会出现不同程度的流失和破坏，使食物营养价值大打折扣。因此，减少烹调中营养素损失，是保留食物营养价值的重要途径。

烹调前选择合理的加工方式

1. 合理选择和贮存　选购新鲜卫生、绿色无公害的食材。尽量做到食材用量适宜，现做现吃，否则容易破坏其营养价值和口感，特别是蔬菜水果等不要一次性采购太多而长时间贮存，肉类也不宜长时间冷冻存放。

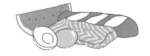

2. 选择合理的清洗（洗切）方式　合理清洗能有效去除微生物、寄生虫和泥沙等杂物，务必先洗后切，减少维生素和矿物质的流失。

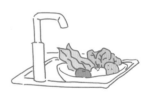

3. 合理切配　避免将食材切得过细过碎，以减少食材中的氧化酶与水和空气的接触面积。烹调前对不同食材进行合理搭配，保证多样化。例如，高钙类食材不宜与草酸含量丰富的食物搭配。

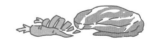

烹调中使用合理的加工方法

1. 掌握合理的焯水时间和火候 焯水不但可使蔬菜类色泽鲜艳、味美脆嫩，且可有效调整食材的烹调时间，焯水一定要控制好时间和火候。

2. 把握合理的烹调方法、烹调温度和时间 为减少食材中营养素损失，尽量避免高温、长时间加热食物；选择合理的烹调方法如蒸、煮、熘、炒、爆等，加热时间短，可降低食材中营养素的损失。如蔬菜类原料宜采用旺火急炒，快速焯水等方法烹调；肉类食物不宜采用高温油煎、炸、熏、烤等方法，以蒸、煮等以水为传热介质的方法为宜。

3. 对食材进行合理保护 烹调菜肴可以采取挂糊、上浆、勾芡等常见、有效的保护手段，在食材表面形成一层保护外壳。

4. 适当加醋，不加碱 根据烹饪菜肴的基本要求以及食材的基本特点合理调味，如加入适当的食醋，在增加菜口味的同时，还能有效减少维生素的流失，促进钙等无机盐的溶解，利于吸收。

营养
小贴士　▶ 精深加工食品有哪些
　　精深加工食品包括包装好的烘烤食品和饼干、饮料、含添加剂食品、由脱水蔬菜做成的汤、开袋即食的食品等，它们通常含有较多的糖、脂肪、盐，但缺乏维生素和膳食纤维。

食材焯水是冷水下锅好还是热水下锅好

　　食材焯水就是将初步加工的原料放在开水锅中加热至半熟或全熟，再取出备用，是烹调前处理的关键一步。那么，食材焯水是冷水下锅好还是热水下锅好呢？一般来讲，不同的食材营养构成和质地不同，焯水的方式也不尽相同。

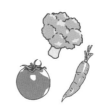

　　1. 蔬菜类要热水下锅　众所周知，蔬菜中含有丰富的维生素，如果冷水下锅，在水温逐渐升高的过程中，蔬菜停留时间较长，易导致蔬菜中水溶性维生素大量流失，使蔬菜营养价值降低。

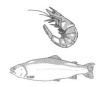

　　2. 鱼、虾等海鲜类要热水下锅　鱼、虾等海鲜类建议沸水焯 1~2 分钟后捞出，再用盐、料酒等腌制，这样不仅有助于去腥味，还可保持鱼、虾鲜嫩的口感，也能让鱼在炖煮时更加完整。

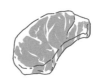

　　3. 禽畜肉可凉水下锅　建议用凉水焯，比如熬汤的大块排骨或牛羊肉、鸡鸭肉可与凉水一起下锅，大火烧至水开，有利于去除食材中的血水。

　　4. 豆腐要热水下锅　豆腐在烹调前焯水可去除部分豆腥味，使其吃起来味道更好。水开后将豆腐下锅，待豆腐浮到水面后捞出。焯水还能让豆腐不松散，烹调时不易碎。

　　因此，不同食材要选择不同的焯水方法，是冷水下锅好，还是热水下锅好，要根据食材的性质及烹饪方法来决定。

怎样焯水可减少食材营养成分的流失

　　焯水可有效去除肉产品中的血污及异味、蔬菜的苦涩等，还可降低农药和硝酸盐残留。但是，焯水和其他烹饪方式一样，会对蔬菜的营养价值产生影响。在焯水的过程中，水溶性维生素最易丢失，特别是维生素 C。因此，科学焯水才能使营养少丢失。

　　1. 焯水火力要旺、水量要足、时间要短　蔬菜中含有的氧化酶会将维生素 C 氧化，但是当温度达到 80℃时，这种氧化酶的活性会被减弱或者破坏。因此，沸水才能减少维生素的损失。控制蔬菜焯水时间和切碎程度是防止食物中营养素流失的关键环节。通常情况下大火沸水是常用的焯水方式，这种方式加热时间短，操作简单，既可以保留住食物原有的色泽及口感，也能降低营养素的流失。如果需要焯水的食物原料较多，应将原料分次下锅，避免水温降低。同时也要保证足够的水量，避免因中途加水而降温。

　　2. 焯水后及时降温、尽快烹饪、不挤汁水　应迅速在冷开水中冷却降温，或尽快烹饪，以防止在自然冷却的过程中停留时间过长而造成维生素损失。特别要注意的是食材在焯水后尽量不要挤去汁水，因为大量的水溶性维生素会溶解在汁水中，挤去汁水的同时也丢失了营养素。

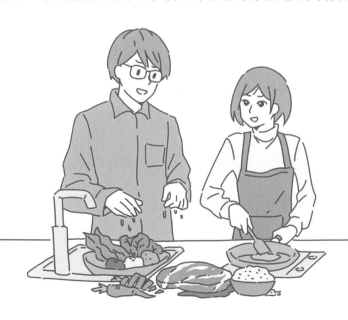

炒菜的时候怎么识别和掌握油温

烹制不同菜肴时，我们会选择不同种类的油，并且需要在不同的油温下完成。因此，炒菜的时候识别和掌握好油温是烹制成功的前提。

1. 根据油面情况和投料反应判断油温

油温的分类及识别方法

名称	温度 /℃	油面情况	投料反应
温油(3 ~ 4 成热)	90 ~ 130	无青烟，无响声，油面较平静	投料周围出现少量气泡
热油(5 ~ 6 成热)	131 ~ 170	微有青烟，油从四周向中间翻动	投料周围出现大量气泡，无爆炸
旺油(7 ~ 8 成热)	171 ~ 230	有青烟，油面较平静，用手勺搅时有响声	投料有大量气泡产生，并有较轻的爆炸声
急热油(9 ~ 10 成热)	231 ~ 250	已到沸点	投料有爆炸声

2. 根据烟点判断油温 烟点是指油脂受热时肉眼能看见油脂冒烟的最低温度。不同油脂的烟点差别很大，而且同一种油的烟点也不固定。

油脂的烟点

名称	烟点 /℃	名称	烟点 /℃
大豆油	195 ~ 230	玉米油	222 ~ 232
橄榄油	167 ~ 175	棉籽油	216 ~ 229
菜籽油	186 ~ 227	黄油	208
芝麻油	172 ~ 184	猪油	190

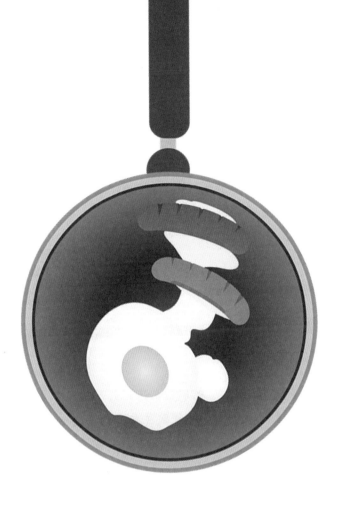

营养
小贴士

▶ 识别油温小技巧

　　在炒菜时，我们往往喜欢等油热后放菜，但是当油冒烟时，温度通常已经高达 200℃以上。在这种情况下，不仅油中所含的脂溶性维生素受到破坏，而且其中必需脂肪酸也受到破坏，甚至产生一些氧化物和致癌物质，大大降低了油的营养价值。因此，炒菜时应控制油温在其烟点以下，不可等油冒烟了再下锅。最简单的方法是把竹筷子插入油中，当其四周冒出许多小气泡时，就表示温度够热，可以下锅了。

如何烘焙更加合理

烘焙食品种类丰富、携带方便、口味多样，备受人们青睐。但是，烘焙食品中除了含有较多反式脂肪酸和糖之外，在高温制作过程中还会产生丙烯酰胺，危害人体健康。因此，如何控制烘焙食品中丙烯酰胺的生成是大家都很关注的问题。

我们先来认识一下丙烯酰胺。

丙烯酰胺纯品是一种透明无味片状晶体，沸点125℃，熔点87.5℃，室温下稳定性强。在烘焙过程中，丙烯酰胺主要在高碳水化合物、低蛋白质的植物性食物加热（120℃以上）烹调过程中形成，140～180℃为最佳的生成温度。此外，水分含量也是影响其形成的重要因素，特别是在烘烤食品的最后阶段，水分减少、表面温度升高后，丙烯酰胺形成量更高。

丙烯酰胺是烘焙食品中比较典型的危害物。由此可见，烘焙过程中丙烯酰胺的产生是不可避免的，但是可以通过减少丙烯酰胺生成的前体物质，改变加工工艺、配方等方法达到减少其生成量的目的。

1. **"降低"烘焙温度** 真空烘焙是能够在较低温度下完成烘焙的方法，该过程处于低压和低温条件下，水的沸点被降至100℃以下，使整个烘焙过程在较低温度下完成，可减少丙烯酰胺的生成量。

2. **缩短加工时间** 大量实验结果表明，丙烯酰胺的生成量随着烘焙时间的延长而增加。因此，尽可能缩短烘焙时间是减少丙烯酰胺生成量的有效途径。另外，缩短烘焙时间有利于烘焙食品最后阶段水分的保存。

3. **降低 pH 值** 低 pH 值条件下，天冬酰胺和葡萄糖溶出减少，丙烯酰胺的生成量也相应减少。同时天冬氨酸与糖类美拉德反应的速率被抑制，生成丙烯酰胺的速率相对减慢。

4. **添加对抗物质** 研究发现，添加较低浓度的柠檬酸和甘氨酸，在不影响风味的前提下，丙烯酰胺产生明显减少；采用硫酸氢钠、氯化钙和半胱氨酸浸泡油炸前的土豆，能显著减少油炸土豆片中丙烯酰胺的产生；添加天冬酰胺酶，将丙烯酰胺形成的前体物天冬酰胺转化成另外一种天然的氨基酸——天冬氨酸，也可用于抑制丙烯酰胺的生成。

**营养
小贴士** ▶ **认识美拉德反应**

美拉德反应指的是含游离氨基的食物和还原糖或羰基化合物在常温或加热时发生的聚合、缩合等反应，最终生成棕色甚至是棕黑色的大分子物质。

美拉德反应能赋予食品独特的风味和色泽，但在反应过程中，也会产生醛、杂环胺等有害物质。

蒸菜营养价值高吗

答案是肯定的。

我国蒸菜历史悠久、品种众多、技法纷呈、食客广泛，具有保留食物原味与本色的特点，而且高温蒸汽加热，能在很大程度上快速锁住食物的各种营养素，是一种健康的烹饪方法。

1. 有利于蛋白质的吸收　蒸锅时温度高，蒸汽的渗透力强，食物易熟，以禽、畜、水产类为原料的蒸菜，蛋白质受热变性后增加了酶的水解性能，有利于肠胃消化吸收。蒸制过程中还能使蛋白质中的卵类黏蛋白、胰蛋白酶抑制剂、抗生物素蛋白及血细胞凝集素等有害物质失去活性，提高蛋白质的生物价值。

2. 有利于脂肪的乳化　蒸菜在制作加热过程中，肉中脂肪的部分水解物可使脂肪乳化分散于水相中，降低菜肴中脂肪含量，符合人们现代饮食生活中所倡导的"低脂肪"饮食原则。

因此，蒸菜在加工过程中能够保持食物原有的形状和风味，减少无机盐流失，保证口味纯正，从调理肠胃、营养保健方面来讲，是健康的烹调方式。

如何烹饪可降低
食材中的脂肪含量

脂肪是烹饪中增加菜肴风味的重要因素，如含有 40% 脂肪的烤鸭，具有滑嫩的口感；含有 40% 脂肪的肉包子馅，具有香浓的口味。但是，食材中脂肪含量过高又容易使人变胖。因此，掌握一些烹饪技巧，可以在一定程度上降低食材中脂肪的含量，使美味与营养并存。

1. 减少食用油摄入的技巧　烹饪中注意控油，可在炒菜之后将菜锅斜放两三分钟，让菜里的油流出来，然后再把菜盛盘。拌凉菜时，为了保证食物的最佳风味，可在食用前放入一小勺香油，既保证香油的香气，摄入的油量也可减少。

2. 减少动物性脂肪摄入的技巧　肉类食材本身含有较多脂肪，可在烹饪前焯水，使部分油脂分离出来。在炖煮过程中也会出油，食用时尽可能去掉上面的油，减少脂肪的摄入量。

3. 调整烹饪方式　用蒸、煮、烤的烹饪方法代替煎炸，降低食材中脂肪的含量。如在烹饪速冻肉块或鱼饼时，把煎炸改为烤制，用烤箱可以使脂肪含量从 22% 降低到 8% 以下。

4. 改变火候　在烹饪过程中选择文火，也可降低食材中的脂肪含量。比如，广东菜中较多使用文火炖煮，部分脂肪溶解在汤水中。如果食用时不喝汤，可有效降低脂肪的摄入量。

如何烹饪可降低
食材中的嘌呤含量

　　嘌呤是新陈代谢过程中产生的一种代谢物，在人体内最终形成尿酸，过多会以结晶体形式积存体内，引起高尿酸血症、痛风等疾病。多种常见食材，如动物内脏、水产、豆类甚至杂粮、部分蔬菜中都富含嘌呤。令不少高尿酸血症患者在诸多美食面前望而却步，这也不能吃，那也不能吃，不仅生活品质严重降低，连基本的食物多样化都难以保证。

　　实际上，从烹饪角度来说，还是有些小技巧可以有效降低食材中的嘌呤含量。比如焯水，嘌呤可溶于水，因此，在烹饪肉类时，可以先用沸水汆过后再烹饪，这样可以有效降低膳食嘌呤的摄入。豆类食材也含有较高的嘌呤物质，但做成豆腐就可以大大降低嘌呤含量。因此，高尿酸血症患者可以用豆腐代替大豆，满足食物多样化要求。

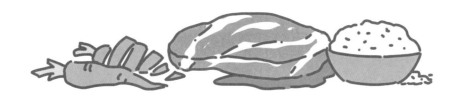

如何烹饪食材
可以让血糖更稳定

饮食治疗是控制糖尿病的一项基本措施。研究显示，除了选择合适的食物和保持适合的食用量，烹饪方法也可影响食物的消化和吸收，进而影响糖尿病患者的血糖变化。由此可见，合适的烹饪方式有益于糖尿病的病情控制。

主食的烹饪技巧

米和面是人们最常吃的主食。米类主食有大米、小米、黑米等，常见的烹饪方法有干饭和稀饭两种。研究表明，大米烹饪成稀饭进入人体后其血糖生成指数较干饭显著升高，其升血糖作用甚至接近等量的葡萄糖。且稀饭熬得越烂，升血糖的作用也就越明显。因此，建议烹饪主食时做到粗细搭配、谷豆搭配，适量加些小米、黑米、玉米等做成"二米饭"，富含纤维素的粗粮不但能增加饱腹感、延长对食物的消化吸收时间，还有益于保持血糖稳定；同理，在面食的烹饪过程中，添加荞麦粉等富含膳食纤维的面类，有助于控制血糖。

菜肴的烹饪原则

为了使菜肴达到低脂、低盐、低糖的要求，烹饪方法主要以汆、炖、蒸、拌等为主，遵循的原则为"多蒸少熏""多炖少炸""多拌少腌"。

1. **"多蒸少熏"** 尽可能选择清蒸的烹饪方式。蒸菜用油较少，营养素损失少，可以保持菜肴的原味。

2. **"多炖少炸"** 炖菜具有少油、食物中的营养素充分析出等特点，有利于糖尿病人群的消化吸收，减少血糖波动。

3. **"多拌少腌"** 拌菜除能保留较多的营养素外，还易控制油、盐的用量，相较于腌制食品，其优点突出。

调料的精挑细选

为了保证糖尿病患者血糖稳定，对于烹饪食物的调料应该有严格限定，特别是盐、油的用量。我国居民每日盐摄入总量应低于 5 克，糖尿病非高血压患者每日摄入盐量应低于 5 克，糖尿病肾病患者应低于 3 克，根据病情严重程度，食盐摄入量限制则更加严格。

低盐饮食除严格限制食盐的摄入外，还应减少含盐食品的摄入，如甜面酱、酱油、咸菜、咸鱼等。烹饪用油应首先选择不含胆固醇、含有丰富多不饱和脂肪酸的橄榄油、花生油、豆油等植物油。还可加入一些香料或中草药，如我们较常见的百里香、香菜、藿香、甘草、草果等，适量利用这些调味品替代盐、味精、糖等调料。

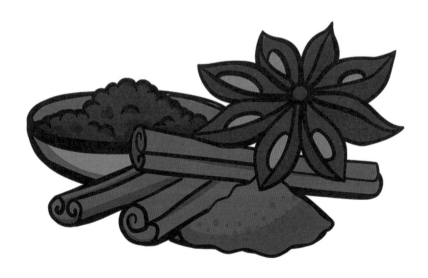

为什么米不宜
多淘久泡

　　现在，人们越来越注重营养卫生，尤其是在烹饪过程中，喜欢将食材清洗得"十分干净"。事实上，有些食材如米，是不宜过度清洗的。因为米中所含的蛋白质、糖类、无机盐、维生素 B_1、维生素 B_2 和烟酸等营养素，大多易溶于水，通过淘、搓和浸泡，容易随着水大量流失。而且，淘、搓次数愈多，浸泡时间愈长，淘米水温愈高，营养素的损失也愈多。如果淘洗之前久泡，部分营养素溶解在浸泡的水中，再经淘洗，损失会更大。

　　那么，正确的淘米方式是什么？

1. 要用凉水淘米，忌用温水

　　水温高时会导致营养素溶解度增大，在淘米过程中会流失更多。

2. 减少用水量和淘洗次数

　　淘洗前可先拣去米中可见的较大杂质，再用清水迅速漂洗 2～3 次，即可有效去除米中掺杂的灰尘，达到清洁的目的。

3. 不要用力搓洗和过度搅拌

　　米粒最外层有一种被称作糊粉层的物质，含有较丰富的 B 族维生素、矿物质和膳食纤维。如果用力搓洗，糊粉层被破坏，营养素便会流失掉。

4. 不要用流水淘米

　　流水会不断带走大量的营养素，而且起不到加倍清洁的作用。

熬粥为什么
不要加碱

　　粥以大米、小米等谷类为主要原料，以绿豆、小豆等为辅料煮制而成，具有易消化、口感好、味道好等特点，深受人们的喜爱，特别是老年人。但是，熬粥时一般需要用文火煮制，耗时较长。为了缩短煮制时间，加快煮熟速度，同时改善粥的风味，人们喜欢在熬粥时加入一些碱，使粥熬得又烂又黏，尤其小米粥颜色更黄，口感更好。

　　为什么熬粥时加碱能够达到这样的效果呢？

　　一方面，因为碱可加速谷物中淀粉的溶解，提高谷类食物在煮制时的成熟速度。另一方面，谷物淀粉中含有一定量的磷酸，可以与碱中的阳离子中和，使谷类淀粉的风味、膨胀性、溶解性、胶体性发生改变，从而增加粥的黏性和光滑度。

　　然而，此方法会使谷物中的营养素受到破坏，使粥的营养价值大大降低，特别是维生素被大量破坏。谷类中富含以 B 族维生素为主的水溶性维生素，是我国居民食物中 B 族维生素的主要来源。在碱性条件下，大部分 B 维生素性质不稳定，容易分解，煮粥加碱对其破坏较严重，包括维生素 B_1、维生素 B_2、维生素 B_3 和叶酸等。此外，谷物中还含有丰富的酚酸，主要存在于谷物的皮层中，具有很强的抗氧化作用，成分包括阿魏酸、香草酸、咖啡酸等。加碱对这些酸类有中和作用，影响其抗氧化作用。

　　综上所述，煮粥时加碱会破坏其中的各种营养成分。虽然碱能使粥易熟，改善了黏稠度，提高了口感，但从摄取营养的角度，碱对食用者来说弊多利少。因此，煮粥时不宜加碱。

洗菜浸泡时间越久越好吗

蔬菜是维生素、矿物质和纤维素等营养素的重要来源。那么，对于顿顿饭离不开的蔬菜，如何才能吃得放心呢？

清洗干净是第一步！

我们食用的蔬菜大多经过农药的"洗礼"，如果不能科学、合理清洗，农药就会被吃进肚子里，给我们带来疾病。很多人用清水冲洗掉蔬菜表面显而易见的污物后，喜欢将蔬菜浸泡一段时间。其实，浸泡是可取的，但并不是浸泡的时间越久越好，尤其不能将未经冲洗的蔬菜长时间浸泡。

为什么呢？

1. 亚硝酸盐含量增加

长时间浸泡蔬菜，会使蔬菜处在一种无氧状态，增加硝酸还原酶的活性，从而使蔬菜中亚硝酸盐含量增高。相关研究发现，用清水浸泡蔬菜的时间超过 20 分钟，蔬菜中的亚硝酸盐含量高于用洗洁精洗过再漂洗干净的蔬菜。

2. 水溶性营养素流失

长时间浸泡还可能使蔬菜的叶片破损，造成水溶性营养素（如维生素 C）及钙、镁、铁、锌等物质溶解在水中，从而造成营养成分损失。

因此，科学清洗蔬菜的方法是用流水反复冲洗 3～4 次。如果非要浸泡，时间也不要超过 20 分钟。

营养
小贴士

▶ 蔬菜清洗小技巧

有些蔬菜需要特别的清洗方法，如清洗凹凸不平的果蔬，可以用柔软的毛刷反复洗刷冲洗，表面有蜡质的蔬菜最好还是先削皮再用清水冲洗。对于"密集型"蔬菜，如菜花等，需要先用自来水冲洗后再用沸水烫泡，这样做农药残留会更少。像"包心类"蔬菜最好的清洗方法是先将包叶一层一层剥下来，放入清水中浸泡 15 分钟左右，再用清水反复冲洗。

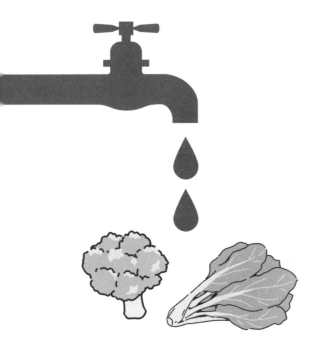

蔬菜为什么要
先洗后切

　　蔬菜是维生素的宝库。新鲜蔬菜是维生素 C 的主要来源，如 100 克大叶芥菜（盖菜）含维生素 C 72 毫克，100 克柿子椒含维生素 C 130 毫克。但维生素 C 是一种水溶性维生素，很容易溶解于水中而损失。其中，洗切过程便是维生素 C 流失的重要途径之一。为了减少维生素 C 的流失，建议蔬菜要先洗后切。

　　如果把整棵菜或整片菜叶先用清水洗净，然后再切，这样就可减少维生素 C 和其他水溶性维生素的损失。反之，先切后洗，并切得很碎，甚至把切好的菜长时间浸泡在水中，由于大大增加了蔬菜的损伤面和与水接触的面积、接触时间，必然使维生素 C 溶于水而流失。

　　同时，与空气接触面积增大，加快了蔬菜被氧化的过程，造成营养流失。如果将蔬菜切碎后再洗，还会使更多残留农药通过刀切面进入蔬菜内，且蔬菜本身携带的泥土和杂质，在清洗过程中也会溶解在水中，污染原本干净的部分。

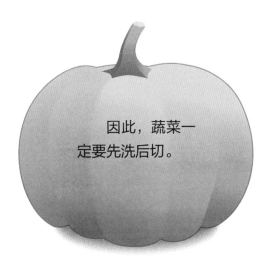

因此，蔬菜一定要先洗后切。

生吃蔬菜有哪些好处

我们都知道蔬菜里含有丰富的维生素、矿物质和膳食纤维等，经过高温烹饪后，部分维生素很容易流失。有些蔬菜，如胡萝卜、黄瓜、西红柿、柿子椒等是可以生吃的。那么，从营养学的角度来看，生吃蔬菜有以下好处。

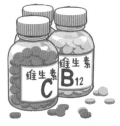

蔬菜中富含维生素，如果被加热烹饪了，其中的维生素就会流失不少。生吃蔬菜可以更多地帮助人体补充维生素。

有益于补充维生素

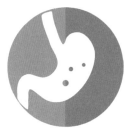

未加工的蔬菜可以最大限度地保留其中的营养物质，特别是纤维素类，生吃可以促进胃肠道蠕动，缓解便秘，有益于健康。

有利于缓解便秘

应该注意的是，生吃蔬菜要注意卫生，因为蔬菜没有经过高温消毒，所以在制作过程中一定要科学、合理地清洗，提防"病从口入"。

淀粉类蔬菜和含有硝酸盐的蔬菜是不宜生吃的。

西红柿、胡萝卜等
一定用油炒才能更有营养吗

西红柿中含有一种重要的功能性因子——番茄红素，是一种类胡萝卜素，具有预防多种癌症、保护心脑血管、保护皮肤、提高免疫力等功能。胡萝卜中含有多种胡萝卜素，可以在人体内转变成维生素 A，预防夜盲症和呼吸道疾病，增强人体对致病菌感染的抵抗能力。脂溶性维生素的吸收需要脂肪参与才能完成，但这并不能说西红柿、胡萝卜等富含脂溶性维生素的食材必须用油炒才能更有营养。

需要明确的是，胡萝卜素和番茄红素等类胡萝卜素的吸收是在小肠内完成的。只要进入小肠的食糜里面有脂肪，就可以促进胡萝卜素和番茄红素的吸收，与是否用油炒，或是用什么油炒，没有必然联系。

当然，小肠吸收的前提是这些营养物质从植物性原料的细胞中释放出来。因此，适当的加热处理是首要步骤。在烹调过程中，先将西红柿、胡萝卜等食材加热处理，使其细胞壁变软，释放出胡萝卜素和番茄红素。然后再加一点香油或食用一些其他含油脂的食物，均可促进食物中胡萝卜素和番茄红素的吸收。

比如说，吃完蒸熟的胡萝卜，然后喝一杯牛奶，或者吃一个鸡蛋，或者吃一些其他油炒的菜肴，以及胡萝卜和肉一起炖菜、做肉馅等，均有益于胡萝卜素的吸收，不一定要用油炒才更有营养。

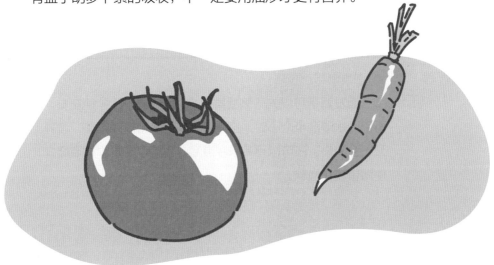

为什么不宜长时间
浸泡海带

海带物美价廉、营养丰富，是人们喜爱的水产佳肴之一。为了安全起见，食用海带前都要进行清洗和浸泡。那么，海带是不是浸泡的时间越久越好呢？

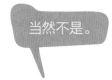

当然不是。

海带中含有一种非常重要的微量元素——碘，是人们身体中碘元素的重要来源之一。海带表面附着的白色粉状物为甘露醇，也是一种重要的功能成分。碘和甘露醇都极易溶于水，如果海带浸泡时间过长，易造成这些营养物质的损失。因此，海带不能久泡。但是海带中还有元素"砷"，主要是受海水污染所致，过量摄入会对人体产生危害。海带浸泡后，砷及砷的化合物溶解在水中，含量就会大大减少。

综合权衡以上利弊，建议选择温水浸泡海带，水可以稍微多一些，换水清洗 1~2 次。如果海带质地嫩，可以减少浸泡时间，一般以 6 小时左右为宜；如果海带质地硬，可适当延长浸泡时间。

营养小贴士　▶ 泡发海带小技巧

泡发海带可以先干蒸后再用水泡，干蒸 30 分钟左右，再用冷水浸泡半个小时，这样泡出来的海带肉厚鲜美，营养又不会流失。还可以用淘米水浸泡，也可以在水中放点醋，使海带较快泡软。

直接吃水果好，
还是自己榨果汁好

水果中含有诸多有益于人体健康的营养成分，包括维生素、矿物质、果胶、纤维素、多酚类物质、有机酸等。为了摄取这些营养物质，有的人会直接食用水果，而有的人会将水果榨汁后饮用。那么，到底是直接吃好还是自己榨果汁喝好呢？

果汁饮用方便、口感佳，倍受人们青睐，特别是对于无法直接食用水果的老人和小孩，饮用一些果汁可以助消化、润肠道，补充膳食中营养成分的不足。但是，营养专家们却并不推荐人们用果汁代替水果。因为水果在榨成果汁的过程中，废弃了大量果渣，使有益的植物化学成分和膳食纤维大量流失。

膳食纤维被称作"第七营养素"，主要分为水溶性和非水溶性两大类。水溶性膳食纤维（如果胶等）有预防糖尿病和心血管疾病的保健功效，非水溶性膳食纤维具有刺激肠道蠕动和促进排便的作用。饮用果汁与直接吃水果相比，摄入的膳食纤维是严重减少的。此外，榨汁过程中会破坏细胞结构，与氧气接触会令水果中很多易氧化的营养素，如维生素 C 和多酚类物质被氧化而造成营养成分的流失。如果是制作果泥，仅仅将水果捣碎饮用，则不会损失上述营养素及有益成分。

综上所述，榨果汁会使水果中的重要营养素流失掉，相对来说，水果直接吃会更好。

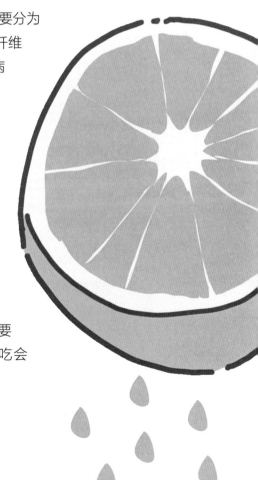

如何正确
喝蜂蜜

《本草纲目》中记载，蜂蜜具有"清热也，补中也，解毒也，润燥也，止痛也"等功效，可见蜂蜜对身体健康有不少益处，但是蜂蜜的食用方法大有讲究。

1. 不喝未加工过的蜂蜜　蜂蜜为蜜蜂采集植物的花蜜、分泌物或蜜露，与自身分泌物混合后，经充分酿造而成的天然甜物质。由于蜜蜂的蜜源植物种类较多、生长环境复杂，可能导致蜂蜜中含有有毒物质。如果食用未经加工处理的生鲜蜂蜜，有发生中毒的风险。建议不要食用未经加工处理的生鲜蜂蜜，应选择正规食品生产企业生产加工过的蜂蜜。

2. 不能用开水冲服蜂蜜　蜂蜜宜用温水冲泡，不适合用开水冲或高温蒸煮蜂蜜。水温过高会破坏蜂蜜中的维生素，使蜂蜜颜色变深，香味挥发，味道发酸。为了不破坏蜂蜜的营养价值，应该用不超过 40℃的温开水稀释，在夏天用凉开水稀释则口感更佳。

3. 不能过量食用蜂蜜　蜂蜜虽好，但过量食用并不健康。因蜂蜜中的葡萄糖和果糖属于单糖，可直接被人体吸收进入血液。如果一次进食大量蜂蜜，会使血糖快速上升。

4. 不要用金属容器装蜂蜜　因为蜂蜜是弱酸性液体，用金属容器保存或者冲泡时，容易发生氧化反应而析出如铁、铅、锌、铝等游离金属元素，使蜂蜜颜色变黑，营养成分受到破坏。

如何有效去除
肉中的血污及异味

首先，可使用温水浸泡肉类，让肉中的血污被浸泡出来。浸泡时用温水反复多次冲洗，等到肉类浸泡液的颜色比较干净和清澈，不再出现浑浊和血色时，放进锅中加适量水煮沸（不用加盖），再除去汤水面上的血污浮物，最后捞起用冷水冲洗，即可有效去除血污。

不同肉类去除腥味的方法也不尽相同，通常采用浸、漂、洗、刷及加辅助调料的方法。

1. 羊肉 羊肉是畜肉类中膻味较重的，羊肉在烹制前可先焯水，在水中加入一些醋，一般 500 克羊肉放水 500 毫升，加醋 25 克，水开后水面浮起血污时，将羊肉捞出可有效去除羊肉的膻味；或者在烹制羊肉的过程中加入咖喱粉，也可去除膻味；选择一些可以去除膻味的蔬菜，如萝卜、芹菜一起烹制，膻味便可减少很多；加入葱、姜、蒜、料酒和一些其他调味品也可有效去除膻味。

2. 鸡肉 鸡肉去腥首先应该用热水将鸡肉烫透，因为鸡的表皮受热后毛孔会张开，减轻腥味；也可将鸡肉放在盐、胡椒和料酒中浸泡 1 小时左右，或者烹制前用姜汁浸泡 3～5 分钟，即可有效去除腥味。

3. 鸭肉 鸭腥味可以在烹制前除去尾部的鸭臛，尽可能不要用重量在 500 克以内的鸭煮汤或炖，一般建议采用干煸、卤的烹制方法。

4. 淡水水产品 一些养殖在污泥浊水或池塘中的水产品的肉类常常会有比较明显的泥腥味。为了去除这种异味，可以购买后先养几天再宰杀烹调，每天换清水 3～4 次，让它们把胃肠中的污泥浊水排泄干净，可有效去除泥腥味；也可剔掉一些鱼类身上制造腥味的部分，如鲤鱼背上的两条白筋。或者将活鱼在盐水里放置 1 小时左右，盐水通过两腮进入血液中，泥腥味可有效去除。如果是死鱼也可以采取类似方法，适当延长浸泡时间即可。烹制时加入葱、姜、蒜、料酒等可以辅助去除泥腥味。

上面提到了家庭中几类常见的肉类去除血污及异味的方法，其他肉类也可参考，这样可以使我们尝到更加鲜美的肉制品。

如何烹制蛋类
更加营养健康

蛋类含有丰富的蛋白质，且与人体的蛋白质组成相近，有利于人体的消化和吸收。因此，科学烹制蛋类充分利用蛋类丰富、全面的营养对人体健康十分重要。

1. 烹制鸡蛋　鸡蛋中含有近 20 种氨基酸，包含了 9 种人体所需的必需氨基酸，还含有不饱和脂肪酸、卵磷脂和钾、钠、磷等营养素，维生素含量也很丰富。所以，人们形象地将鸡蛋称为"人类的营养库"。鸡蛋的吃法有很多，例如煮、炒、煎、炸等。炒鸡蛋和油炸鸡蛋会摄入过多的油脂，能量比较高，容易使人发胖，因此专家们更建议吃水煮蛋。炒鸡蛋可以搭配各种蔬菜，例如西红柿、韭菜、黄瓜等，同样营养健康。

2. 烹制鸭蛋　鸭蛋质地较粗糙，而且有腥味，不宜炒或者煮，一般以腌制为主。咸鸭蛋营养丰富，容易被人体吸收，而且咸味适中，老少皆宜，算得上是佐餐美味，但其钠含量较高，不建议多吃，一天吃半个足矣。

3. 烹制鹅蛋　鹅蛋含有丰富的营养物质。鹅蛋脂肪含量是蛋类中较高的，相应的胆固醇和能量也偏高，而且鹅蛋中含有丰富的铁元素和磷元素，是老年人、儿童和体虚贫血者理想的营养食品。但是鹅蛋的土腥味较大，不适合白煮。可将鹅蛋做成酒糟蛋，或者与其他食材一起做成各种美味的菜肴，如虾仁煎鹅蛋等。

4. 烹制鹌鹑蛋　鹌鹑蛋被称为"动物中的人参"，常作为滋补的食疗品。鹌鹑蛋在营养上有独特之处，鹌鹑蛋的蛋白质、脂肪含量都与鸡蛋相当，然而它的维生素 B_2 含量是鸡蛋的 2.5 倍。除此之外，鹌鹑蛋还含有丰富的脑磷脂、卵磷脂，铁、钾和维生素 A 的含量也很高。鹌鹑蛋的吃法也比较多样，水煮、配菜均可。

怎么煮牛奶能最大程度保留牛奶中的营养成分

牛奶中含有丰富的营养物质，并且容易被消化吸收，是一种十分理想的食物。在饮用牛奶前要将其煮熟。那么，怎样科学合理地煮牛奶才能最大程度保留牛奶中的营养成分呢？

1. **火候很重要**　牛奶忌用小火煮，长时间小火煮会使牛奶中的维生素流失。也不宜高温久煮，若像烧开水一样将其煮开，会导致牛奶中的乳糖焦化，营养被破坏。

2. **加糖有讲究**　很多人煮牛奶时为了改变口感喜欢加一些糖类，但是如果牛奶温度过高或长时间煮沸，牛奶中的氨基酸与糖在高温环境中会形成一种果糖氨基酸，它是不容易被人体吸收的。所以，如果想改变牛奶的口感，可以在煮好降温后把白糖放入，调匀后再喝。

因此，正确的煮牛奶方法应该是把牛奶放在奶锅中，用大火加热，边煮边注意观察牛奶变化，待牛奶出现第一个"气泡"时，立即关火。如果是袋装牛奶，可采用隔水加热法，就是在杯中倒入热水，再将袋装牛奶连同包装一起放入热水中。注意不可用刚煮沸的水，毕竟包装袋本身在高温情况下可能会释放一些对人体有害的物质。

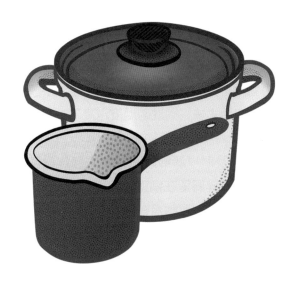

烹制煎炸食品
应注意什么

　　煎炸食品具有其他烹调方法不可比拟的色泽、风味，以及酥脆的口感，受到人们的喜爱。但是，如果烹制方法不得当就会危害人体健康。若要既享受美味的煎炸食品，同时又降低对人体的危害，煎炸食品时应注意些什么呢？

　　1. 选择品质稳定、适合煎炸的油　用于煎炸的食用油应符合食用油食品安全标准，且品质稳定、耐高温，同时没有异味，不影响油炸食物的风味。一般来讲，花生油不易变性或分解，而且有花生独特的香味，较适合日常煎炸。

　　2. 选择合适的油炸厨具　常见的专用油炸设备是平底、传热快的炸锅，可避免油暴沸。与油直接接触的厨具内表面材质应不易腐蚀、耐高温。此外，油炸厨具还要易于清洁和维护。日常生活中我们用到的不粘锅是不适合烹制煎炸食物的，因为不粘锅表面涂层的主要成分是聚四氟乙烯，如果温度超过250℃就会产生对人体有害的物质。而铁锅多采用生铁制成，稳定性强，较适合煎炸。

　　3. 控制油温及煎炸时间很重要　煎炸时油温越高，煎炸时间越长，产生的有毒和致癌物就会越多。中国烹饪协会制定的《餐饮业食物煎炸良好操作规范》建议，最高油炸温度为190℃。此时冒油烟很少，食物放进去后会大量起泡，但不会马上变色。如果已经大量冒烟，或者食物变色太快，则说明温度过高了。

　　4. 及时过滤煎炸油并清洗煎炸设备　烹制煎炸食品时，经常会有小渣滓或碎屑留在锅里，它们经过长时间反复煎炸，会发黑变糊，产生有害物质，一旦附着在食物表面，食用后会危害健康。因此，要准备一个网眼非常细的小笊篱或漏勺，及时捞出油里的杂质，防止这些碎屑残留在油中导致煎炸油颜色变深、品质下降。

如何制作健康美味的烧烤食物

烧烤食物因其独特的风味倍受人们的喜爱。但研究表明，烧烤食物中存在着一些有害物质，如 3，4- 苯并芘、丙烯酰胺、N- 亚硝基化合物等，经常大量食用会影响健康。但这并不意味着我们就要彻底拒绝烧烤食物，只要掌握科学合理的烹制方式，控制好吃烧烤食物的频率，还是可以享受烧烤食物的美味的。下面，我们就谈一谈如何制作健康美味的烧烤食物。

1. 制作健康的烧烤食物忌"烟熏火燎" 烧烤时要避免肉类食品与明火接触，并且不要让油脂滴到明火里燃烧。因为油与明火接触燃烧后产生的烟里含有苯并芘，会随着烟雾附着在食物上，对健康十分不利。建议：①给食物制作"保护罩"，用锡纸将食物包起来，这样既不会造成油脂下滴，也不会用"烟熏火燎"的方式制作。②尽可能使用电热法、煤气炉法制作，少用煤炉、柴炉、草炉烤制。③尽可能选择发烟少的燃料，如煤气、木炭、锯末等。

2. 注意烧烤食物的多元化 除了肉类，还可以用谷物类（烤馒头）和蔬菜（韭菜、青椒、茄子等）制作，同样也美味十足。多种食物一起吃，还能减少肉类的摄入。但是在选择烧烤食物时，要用足够新鲜的蔬菜和低脂肉类进行烤制。

3. 注重烤肉酱汁的选用 烤肉酱汁里含有柠檬汁、番茄酱和大蒜汁等成分，具有一定的抗癌、防癌作用，在鲜肉表面又能起到保护作用。烤肉酱汁中含有淀粉、糖等成分，它们附着在鲜肉表面，在烧烤时首先吸收炭火的热量，可以保护中间的肉块不会骤然受到高温而致焦糊。同时，为了保持烤肉酱汁鲜艳的颜色，人们在烧烤时会有意识地让火不太大，并且不断翻转，不致对食物局部过度加热，从而减少了致癌物质的产生。

4. 控制好油和盐的用量 在制作烧烤食物时，用小号刷子蘸少许油，最多涂抹两遍就够了。把盐、胡椒粉、芝麻、鸡精等调味品混合在一起，适当加大芝麻的比例，烤熟之前一起撒在表面，这样自然减少了盐和鸡精的用量。还有一种方法是提前半小时把烧烤的肉用盐、料酒、酱油、葱花、姜末等腌制好，烧烤时就不用再放盐了。

综上所述，采用科学合理的方法制作烧烤食物，可以有效减少有害物质的产生，还能享受到美味的食物。另外，在食用烧烤食物时最好搭配一些富含维生素 C 和膳食纤维的蔬菜和水果，利用维生素 C 和膳食纤维的排毒、解毒功能，阻止人体对毒素的吸收，保护人体健康。

营养
小贴士　▶ 调配烤肉酱汁

　　烤肉酱汁也可以自己动手调配，如大蒜捣汁，加姜粉、柠檬汁、番茄酱、淀粉、料酒，加少量盐、糖等拌匀，简单而天然。

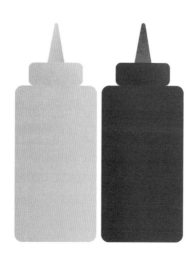

如何调配出低盐的
美味食物

低盐饮食是指每日摄入食盐不超过 2 克或酱油 10 毫升，但不包括食物内自然存在的钠，主要适用于心脏病、肾病、肝硬化合并有腹水、重度高血压及水肿患者。如何调配出既低盐又美味的食物呢？

1. 利用蔬菜本身的自然风味　蔬菜如青椒、番茄、洋葱等自身味道比较重，可以和味道清淡的食物一起烹煮，保留食物自身风味的同时，还能增加菜肴的味道，减少食盐用量。

2. 利用甜或酸调味　使用糖醋调味可增添食物酸甜的风味，相对减少对咸味的需求。在烹调时使用醋、柠檬、番茄等各种酸味食物增加菜肴的味道，如在煎烤食物上加点柠檬汁，吃水饺时加点醋等。

3. 选择低钠盐　低钠盐里面含有 60%～70% 的氯化钠，同时含有 20%～30% 的氯化钾和 8%～12% 的硫酸镁。普通盐的主要成分是氯化钠，含量为 99.1%。因此，食用低钠盐可以在几乎不影响咸味感觉的同时轻轻松松地把摄盐量降低 1/3，同时有效增加钾的摄入量，解决了人体中钠离子和钾离子平衡的问题。

4. 改变用盐习惯　若在调味时，将盐直接撒在菜肴表面，有助于刺激舌尖上的味蕾，唤起食欲，且此时的盐分尚未深入到食物内部，但舌头上的味蕾受到强烈刺激，照样能感觉到咸味。如此，就可以在同样的咸度下减少盐的用量。尤其是调凉拌菜时，盐分往往局限在菜的表面和下面的调味汁中。如果尽快吃完，让盐分来不及深入切块内部，就可以把一部分盐留在菜汤中，达到低盐饮食。

5. 利用香油、中草药或香辛料调味　使用香油可以充分增加菜肴的可口性；使用八角、花椒、当归、枸杞、五香粉、咖喱粉等中草药或香辛料，可为比较清淡的菜肴增添风味，使调配出的食物更加美味。

如何少用油
做出好吃的饭菜

按照中国营养学会的推荐，每天脂肪的摄入量要控制在总能量 30% 以内，每人每天食用油的用量控制在 25～30 克。但是随着人们生活水平的提高，近 30 年内烹饪油用量突飞猛进，随之而来的是体重和"三高"患病率的增加。

那么，在做出好吃饭菜的同时，该如何减少烹调用油量呢？

1. 炒菜后"直接控油法" 菜炒好后，把锅斜放 2～3 分钟，让菜里的油流出来，然后再装盘。青椒、豆角、荸荠、莴笋之类的蔬菜吸油较少，非常适合这种方法，可以直接减少油脂的摄入量。当然，流出来的油里会溶解一些脂溶性的营养素，比如胡萝卜素、维生素 K、维生素 A 等，可以用来做凉拌菜或者用来做汤，但不要再次加热，最好一餐就用掉。

2. 选择用油少的烹制方法 炒菜一般用油较多，如果放油太少，会影响菜肴的口感。所以，对于需要严格控制油脂摄入量的人群，推荐选择用油少的烹制方法，用蒸、炖、煮等方法代替炒，用烤代替煎炸。如将炒鸡蛋改成蒸蛋羹，为了更加美味只需要滴几滴香油即可；将红烧鱼烹制成清蒸鱼，也不影响口感；将红烧肉改为清炖肉；炒鸡块改为味道鲜美的白斩鸡；蒸豆角、蒸茄子、蒸南瓜用调味汁蘸一下即食也是不错的选择。烹制速冻调味肉块、肉排、鸡米花等，把它放在烤箱里烤一下，味道同样香脆可口，而且脂肪含量能从油炸后的 22% 下降到 8% 以下。

3. 重视控油技巧 拌凉菜时用油是必不可少的，如果在凉拌菜最后放一小勺香油或橄榄油，然后马上食用。这样油的香气可以有效散发出来，食物还没有来得及吸收油脂，摄入的油脂自然也就少了。

4. **"飞水"代替过油** 在烹制过程中，有些食材是需要过油的。我们可以将过油的食材改为焯水，即"飞水"，就是用沸水把食材快速烫熟。尤其是制作肉片时，因肉类本身富含脂肪，只要加热迅速，就能做出口感柔嫩的肉片。而且"飞水"后食材表面有一层水，隔绝了油的渗入，口感会清爽很多。

5. **调味少放油法** 调味的时候，不能仅仅依靠油来得到香味，可以多用一些浓味的调料，如葱、姜、蒜、辣椒碎和芥末油；蒸炖肉类时放点香菇、蘑菇、孜然、小茴香、花椒粉；炖菜时放点大茴香（八角）、草果、丁香等，即便少放一半油，味道也会很香。

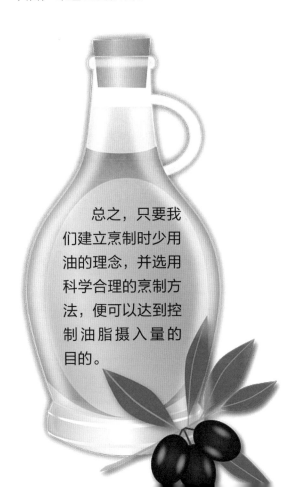

总之，只要我们建立烹制时少用油的理念，并选用科学合理的烹制方法，便可以达到控制油脂摄入量的目的。

烹制过程中
如何巧妙用醋

食醋作为一种酸味调味品是日常烹饪中经常用到的，可以用于糖醋菜、醋溜菜的制作。殊不知，醋还有一些其他的妙用，可以在日常烹饪中发挥重要的作用。

1. 巧用醋，除异味　水产类的鱼腥味主要成分是三甲胺，它一部分能溶解在食醋中，并挥发出来。因此，在烧鱼或煮鱼时加入少许的醋，可以去除腥味，使鱼吃起来更香，更具口感。同样的道理，醋还可以去除羊肉的膻味，在烧煮羊肉时加入适量的醋可以去除膻味，让羊肉口感更好。醋还可以缓解辣味，可以在辣的菜中加入一些醋。

2. 巧用醋，促吸收　醋可以保护维生素C，促进钙、铁、锌的吸收。在煮肉、熬骨头汤、烧排骨时加少量的醋，能促使肉质疏松和其中钙、铁、锌的溶解，加速肉和骨头的成熟速度，同时汤中的钙、铁、锌也容易被人吸收，提高菜肴的营养价值和人体吸收利用率。

3. 巧用醋，软化肉　醋可使肉类软化，把生肉浸在盛有醋油各半的容器中，1~2小时后再烹制，肉则鲜嫩可口。

4. 巧用醋，防变色　在原料的加工、烹制过程中，加醋可防止某些果蔬类原料的颜色发生变化，如马铃薯、藕、茄子等。

5. 巧用醋，添风味　在烹调制作中，可以巧用醋来腌渍可口的酸渍黄瓜、糖醋大蒜等。

**营养
小贴士**　▶ 选对醋，用对醋

陈醋口感浓厚，酸味不刺激，颜色比较深，一般用来炒菜，也可以凉拌。白醋除了用来炒菜、炖菜，还可以用于除臭除味、洗涤除垢等。米醋口味柔和，香气浓厚，多用来凉拌。

如何正确使用味精和鸡精

　　我们先从成分上来了解一下味精和鸡精的区别。味精的主要成分是谷氨酸钠，是以玉米或大米等粮食为原料，以微生物发酵、提取、精制而成的产品。鸡精是复合调味料的一种，它的基本成分是味精（含量在40%左右），还有助鲜剂、盐、糖、香辛料、鸡味香精等成分，复配加工而成。可见，味精和鸡精既有区别，也有联系。

　　烹饪过程中为了达到增鲜和调味的目的，我们应该如何正确地使用味精和鸡精呢？

　　首先，要明确应该选择味精还是鸡精。如果从单一鲜味观点来讲，同等重量的情况下，味精中谷氨酸钠含量远高于鸡精，鲜味较鸡精高。但是，鸡精中含有味精、核苷酸，加上有机酸盐、糖、香辛料，有些产品还含有"水解蛋白"或"酵母提取物"，可带来多种氨基酸的鲜味，再加上鸡味香精等混合起来，能让味道显得更加自然和丰富。

　　那么，烹饪过程中，用味精好还是鸡精好呢？

　　建议肉、鱼等可以选择单一味精，只起到增鲜效果，特别是瘦肉食品，肌苷酸含量比一般食品高，只需要加一点单一鲜味的味精就可达到增鲜效果，加复合调味料可能有损食物本身的特殊风味。对酸性菜肴，如糖醋、醋溜、醋椒菜类等，不宜使用味精。因为味精在酸性物质中不易溶解，酸性越大溶解度越低，鲜味的效果越差。如果烹饪的食材风味不明显，如馅类、汤类的食物，可以考虑用复合调味料——鸡精。

　　值得注意的是，不管是味精还是鸡精，都应严格控制用量，且使用味精和鸡精的同时要减少盐的用量。烹制过程中，一定不能放太早，可在关火前10秒内放。有研究表明，谷氨酸钠在温度高于120℃时会变成焦谷氨酸钠，使其鲜味大打折扣，也不利于健康。还要控制好菜肴的咸淡程度，使用鸡精时一定要减少盐的使用量。如果太咸，味精就可能吃不出鲜味，食盐与味精的比例在3∶1或4∶1的范围内，即可达到圆润柔和的口味。用作凉拌菜时，宜先用85℃左右的热水溶解后再加入。

　　菠菜、芹菜、海带等不宜使用味精，味精遇碱会产生氨水臭味，使鲜味降低，起到相反的作用。

烹饪时如何防止
致癌物产生

很多人在烹饪时喜欢高温爆炒或煎炸，殊不知油温过高会产生大量的杂环胺、多环芳烃类等致癌物。这些致癌物质的产生主要受油温高低和时间长短的影响。油温越高、时间越长，产生的致癌物质就越多。

那么，日常烹饪中应该采取哪些措施才能防止或减少致癌物的产生呢？

1. **要控制油温，缩短时间**　掌握炒菜或者煎炸时油温，并尽可能缩短时间，油温的控制可以参照前文讲到的油温判断方法和技巧。如果等油冒烟时，温度已经高达200℃以上了，这种情况下把菜放入锅里不仅使食物营养丢失，还会产生致癌物，增加致癌风险。而且，油在这种温度下不仅其中所含的脂溶性维生素受到破坏，必需脂肪酸也受到氧化破坏，降低了油自身的营养价值。

2. **煎炸前裹层面糊**　煎炸过程中，蛋白质经过高温可产生大量的杂环胺、多环芳烃类等强致癌物。为了减少致癌物的产生，可在原料外裹一层均匀、厚度适中的面糊，然后再煎炸。这样就相当于给原料穿上了一件"保护衣"，不让原料直接在高温的油里加热，最大程度地减少致癌物的产生。

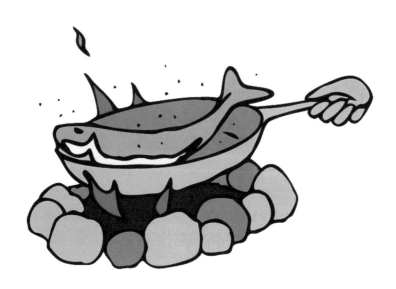

如何处理食材中的
抗营养因子

抗营养因子是指具有干扰营养物质消化吸收的生物因子，存在于所有的植物性食物中。也就是说，所有的植物都含有抗营养因子，这是植物在进化过程中形成的自我保护物质，起到平衡植物中营养物质的作用。

日常食材中哪些含有抗营养因子呢？

豆类食品中含有的抗营养因子有抗胰蛋白酶、单宁、植物凝集素等。蔬菜中含有的植酸也具有抗营养作用，如菠菜中含有的草酸，可以与钙结合，形成不溶性的钙盐而影响钙的吸收。鲜黄花菜中含有的秋水仙碱，食用不当会在体内氧化产生有毒的二秋水仙碱而引起中毒。此外，还有皂苷、棉酚、硫苷等多种抗营养因子，是我们生活中不可避免的。因此，需要我们在烹调时科学处理食材中的抗营养因子，减少其危害作用。

不同食材中所含的抗营养因子不同，处理方法也不尽相同。

针对豆类食材中含有的抗胰蛋白酶和植物凝集素，高温加热消除是有效方法，还可降低豆腥味，显著改善其适口性，提高消化率。含有草酸抗营养因子的蔬菜尽可能避免和高钙食材共同烹制和食用，可以通过焯水的方法降低草酸含量。为了避免鲜黄花菜秋水仙碱中毒，应将其晒干或摘掉花蕊焯水浸泡后再食用。

微波炉烹调食物
有什么优缺点

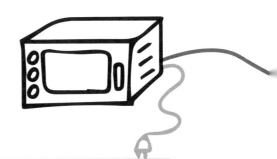

微波炉烹调食物的优点

1. **省时**　微波是从四面八方穿透食物的，加热速度较传统方法快。

2. **经济**　微波加热食物热损失小，热效率高。

3. **污染小**　微波炉内无火焰、无油烟、无灰尘、无异味，可保持厨房清洁卫生。

4. **方便**　食物可直接盛放在耐高温碗碟、塑料袋里加热。

5. **保持食物的营养**　微波烹调食物时，不需要额外的水作导热介质，食物中水溶性的维生素不会流失。

6. **具有杀菌消毒的功效**　细菌本身因含有蛋白质及水分而吸收微波，故会随着产生的高温被杀死。

微波炉烹调食物的缺点

1. 加热食物非常快速，我们在使用的时候一定要注意加热时间。

2. 对于要烹调的食物及餐具均有一定的要求，如带壳的鸡蛋，应先将其打破，用牙签刺破蛋黄、蛋白方可进行加热。最好使用微波炉专用餐具进行烹调，不能使用金属餐具，带箔纸的食物也不能放进去直接加热。

因此，我们在使用微波炉烹调食物的过程中，要正视微波炉的优点和缺点，合理使用，尽量发挥微波炉的优点，使人们在烹调食物的时候既方便快捷又不失安全性。

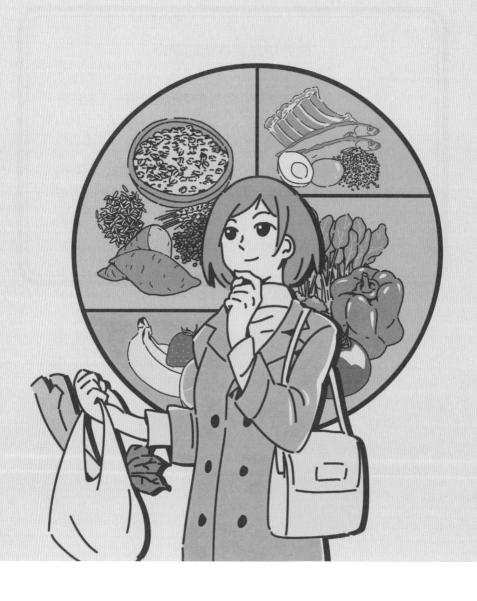

合理膳食

营养界普遍认为，没有一种天然食物能够满足人体全部的营养需求。按照营养科学对营养素的认识，人体所需的主要营养素有 40 余种，必需营养素主要有蛋白质、脂质、糖类、维生素、矿物质、水和膳食纤维七大类，营养素好比人体的健康密码，潜藏在林林总总的食物里。

根据《中国居民膳食指南（2022）》可知，健康均衡的饮食需要谷薯类、蔬菜水果类、畜禽鱼蛋奶类、大豆坚果类等食物。

那么日常饮食我们该如何合理搭配，才能保证营养充足、精力充沛呢？

我国膳食结构的
特点有哪些

膳食结构指的是一日三餐各类食物的种类、数量及其所占比例。

我国居民的膳食结构特点是以植物性食物为主。谷类食物是中国传统膳食的主体，是人体能量的主要来源，也是最经济的能源食物。随着经济的发展和生活的改善，近年来我国居民的膳食结构发生了明显变化，从植物性食物为主的东方膳食结构，转为动物性食物占比增加、谷类和蔬菜降低的膳食结构。

人们倾向于食用更多的动物性食物和油脂。这类膳食提供的能量和脂肪过高，而膳食纤维过低，对一些慢性疾病的预防不利，由此导致的营养问题日趋突出。《中国居民膳食指南科学研究报告（2021）》指出，我国居民超重肥胖问题严峻，高血压、糖尿病等膳食相关的慢性疾病患病率居高不下。

一个国家或地区膳食结构的形成是一个长期的过程，受其人口、农业生产、食物流通、食品加工、饮食习惯、消费水平、文化传统、科学知识等多种因素影响。但是，对于个人来说，膳食结构不是一成不变的，尤其在经济全球化，物质极大丰富的今天，人们完全可以基于人体需要及健康状况在一定范围内主动调节各类食物所占的比重，达到膳食平衡。

什么是健康膳食

为引导居民合理膳食、健康生活，政府或权威机构依据营养科学原则，提出膳食选择和身体活动的意见。《中国居民膳食指南（2022版）》主要内容包括一般人群膳食指南，适用于2岁以上健康人群，共有8项准则。

准则一　食物多样，合理搭配

坚持谷类为主的平衡膳食模式。每天的膳食应包括谷薯类、蔬菜水果、畜禽鱼蛋奶和豆类食物。平均每天摄入12种以上食物，每周25种以上，合理搭配。每天摄入谷类食物200～300克，其中包含全谷物和杂豆类50～150克；薯类50～100克，均为生重。

准则二　吃动平衡，健康体重

各年龄段人群都应天天进行身体活动，保持健康体重。食不过量，保持能量平衡。坚持日常身体活动，每周至少进行5天中等强度身体活动，累计150分钟以上；主动身体活动最好每天6 000步。鼓励适当进行高强度有氧运动，加强抗阻运动，每周2～3天。减少久坐时间，每小时起来动一动。

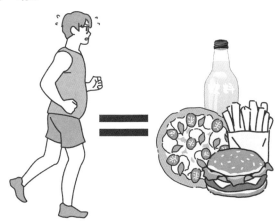

准则三　多吃蔬果、奶类、全谷、大豆

蔬菜水果、全谷物和奶制品是平衡膳食的重要组成部分。餐餐有蔬菜，保证每天摄入不少于 300 克（生重）的新鲜蔬菜，深色蔬菜应占 1/2。天天吃水果，保证每天摄入 200～350 克的新鲜水果，果汁不能代替鲜果。吃各种各样的奶制品，摄入量相当于每天 300 毫升液态奶。经常吃全谷物、大豆制品，适量吃坚果。

准则四　适量吃鱼、禽、蛋、瘦肉

鱼、禽、蛋类和瘦肉摄入要适量，平均每天 120～200 克。每周最好吃鱼 2 次或 300～500 克，蛋类 300～350 克，畜禽肉 300～500 克。少吃深加工肉制品。鸡蛋营养丰富，吃鸡蛋不弃蛋黄。优先选择鱼，少吃肥肉、烟熏和腌制肉制品。

准则五　少盐少油，控糖限酒

培养清淡的饮食习惯，少吃高盐和油炸食品。成年人每天摄入食盐不超过 5 克，烹调油 25～30 克。控制添加糖的摄入量，每天不超过 50 克，最好控制在 25 克以下。反式脂肪酸每天摄入量不超过 2 克。不喝或少喝含糖饮料。儿童青少年、孕妇、乳母以及慢性病患者不应饮酒。成年人如饮酒，一天饮用的酒精量不超过 15 克。

准则六　规律进餐，足量饮水

合理安排一日三餐，定时定量，不漏餐，每天吃早餐。规律进餐、饮食适度，不暴饮暴食、不偏食挑食、不过度节食。足量饮水，少量多次。在温和气候条件下，低身体活动水平成年男性每天喝水 1 700 毫升，成年女性每天喝水 1 500 毫升。推荐喝白水或茶水，少喝或不喝含糖饮料，不用饮料代替白水。

准则七　会烹会选，会看标签

在生命的各个阶段都应做好健康膳食规划。认识食物，选择新鲜的、营养素密度高的食物。学会阅读食品标签，合理选择预包装食品。学习烹饪、传承传统饮食，享受食物天然美味。在外就餐，不忘适量与平衡。

准则八　公筷分餐，杜绝浪费

选择新鲜卫生的食物，不食用野生动物。食物制备生熟分开，熟食二次加热要热透。讲究卫生，从分餐公筷做起。珍惜食物，按需备餐，提倡分餐不浪费。做可持续食物系统发展的践行者。

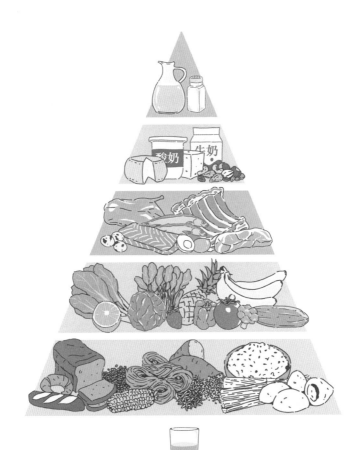

食物会"相生相克"吗

"相生相克"是中医的一种说法，指的是五行学说中的术语，根据中医相生相克理论，派生出食物相生相克之说。然而，在营养学和食品安全理论中，并没有食物相生相克之说。

食物搭配合理与否，会影响营养素的吸收与利用，进而影响健康。"食物相生"可以理解为食物的合理搭配，促进营养素的吸收与利用。例如，富含维生素 C 的食物与富含铁的食物搭档，可以提高铁的吸收率。富含 B 族维生素的食物和精米白面搭档，可促进碳水化合物的利用。蛋白质互补也是一种"相生"，例如米豆搭配，大豆富含赖氨酸，谷类食物富含蛋氨酸，可以通过食物蛋白质互补作用，提高谷类的营养价值。

从另一个角度来说，"食物相克"可以理解为食物的不合理搭配，是指不同食物混在一起吃会破坏食物中的营养成分，这种可能性是成立的。例如，茶叶中的鞣酸可干扰食物中铁的吸收，菠菜中的草酸可降低食物中钙的吸收等。但是，某种营养素偶然增多或减少打破了与其他营养素之间的平衡只是暂时的，机体一般可以通过其他途径，如动用储备、减少排泄、增加代谢速度来保证器官功能的正常。

所以，健康人群在平衡膳食的原则下，各种食物搭配可以"随心所欲"。

选择食物要酸碱平衡吗

近年来，时常会听到有关食物酸碱性质的宣传，主张"选择食物要注意酸碱平衡"，并且特别强调酸性食物对健康有害，这些宣传在我国居民中造成了很大的不良影响。从营养学的角度来看，这些说法并无科学依据，因而不值得提倡。

虽然食物在体内代谢过程中会不断产生酸性物质和碱性物质，但人类在长期的适应膳食条件下，体内已经建立了强大的缓冲和调节系统，以保障内环境（主要是血液）的酸碱平衡。健康人血液的 pH 值恒定保持在 7.35 ~ 7.45，一般不会受摄入食物的影响而改变，除非在消化道、肾脏、肺等器官发生疾病，造成人体代谢失常时才有可能受到影响。

目前，科学界关于膳食的主流观点和共识是以各国居民膳食指南为基础的。"平衡膳食"是其核心观点，"合理营养"是人体健康的物质基础。

所以，对于正常人群来说，并不需要考虑食物的酸碱性。

食物搭配不当
会致病吗

这个答案是肯定的，不合理的食物搭配能引起疾病的发生，比如以下两个例子。

Q: 1. 除夕佳节，全家团聚，吃肉饮酒，欢乐开怀。突然有人剧烈腹痛，呕吐不止，匆忙去急诊，检查诊断为"急性胰腺炎"。

A: 都是新鲜卫生的食材和常见食物，怎么就引起急性疾病了呢？

其实，看似平常的食物搭配，对人体的代谢却是一个很大挑战。胰腺和肝脏都是人体重要的消化腺，胰腺分泌胰液，肝脏分泌胆汁，然后分别通过胰管和胆管进入肠道。在进入肠道之前，两管合并成一管，在结构上呈"Y"字形。此后胰液在肠腔中被胆汁激活，形成强有力的消化酶，在食物中进行消化。

正常情况下，胰管内的压力比胆管内的压力高，胆汁不会反流到胰管。如果由于某些原因，如大酒大肉、暴饮暴食等，引起胆管痉挛导致胆汁排出不畅，胆管压力高于胰管压力，胆汁就会倒流到胰管，激活胰腺内的胰液消化胰腺本身，医学上称之为"自溶现象"，引起胰腺炎发作。

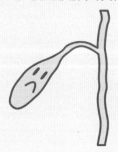

Q: 2. 漫步滨海城市，三五好友，喝啤酒吃海鲜，开怀畅饮，回家后有人痛风发作，痛不欲生。

A: 　　啤酒与海鲜，都是高嘌呤食物，而痛风是嘌呤代谢紊乱的一种疾病，除用药干预外，饮食上需要长期控制嘌呤的摄入。由于部分高尿酸血症患者没有明显症状，所以很多人随心所欲。对于高尿酸血症患者，啤酒加海鲜常常诱发痛风发作。

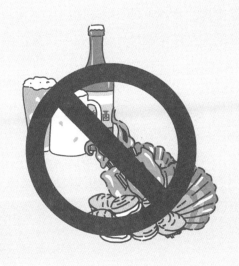

　　除了以上两种常见食物搭配，调味品过多（如多食含高糖、高油、高盐的食物）也会大大增加代谢负荷，一旦负荷超出人体可调节范围就很可能导致疾病。如很多 2 型糖尿病患者在患病前都有类似经历，喜食并多食含糖饮料或者甜点，之后发现血糖异常。对于机体代谢异常患者，食物搭配不当不但会加重疾病进展，还会影响药物干预效果。

　　以上场景均属于不遵守平衡膳食原则所导致的疾病。而对于健康人群而言，在平衡膳食原则下，食物搭配不会导致疾病。

纯素饮食会变成 "仙女" 吗

吃素是一种饮食习惯和饮食文化，也是一种态度、信仰、情怀，现在甚至发展成为一种风尚，越来越多的年轻女性开始热衷素食。在她们看来，素食是一种时尚和潮流，更重要的是有利于减肥和保持身材，被误认为是"科学"的减肥方法，能让人健康、美丽，"仙气十足"。

但是纯素饮食真的会变成"仙女"吗？

一些追求减肥的女性不清楚什么是科学饮食，认为素食就是大量吃蔬菜和水果，拒绝肉类，这是极端错误的，"仙气"没有出现，反而出现脱发、皮肤松弛暗淡、怕冷、贫血、内分泌紊乱等营养不良的症状。

吃素有益处也有弊端，长期单纯吃素比不吃素的人更容易发生某些营养不良性疾病。因为人体所需的营养素来自 5 大类食物，蔬菜、水果只是其中一部分，替代不了其他种类的食物。

长期素食者容易造成蛋白质、维生素 B_{12}、维生素 D、铁、钙等营养素缺乏，要进行重点监测，因此饮食方面特别需要注意以下几点。

蛋白质

素食者要注意增加摄入富含蛋白质的食物。半素食者可以多吃鸡蛋，纯素食者要多吃大豆类食品，为血红蛋白的合成提供原材料。

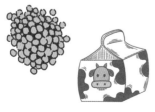

维生素 B_{12} 和维生素 D

维生素 B_{12} 和维生素 D 是人体生长发育所必需的营养素，几乎只存在于动物来源的食品中，植物性食物中即使有也不易于人体吸收利用，一旦缺乏，必须要通过膳食补充剂进行补充。维生素 B_{12} 又被称为"营养神经的维生素"，如果严重缺乏会引起精神不振、抑郁、记忆力下降、麻木感、偏执以及多种认知功能障碍。

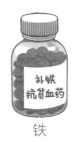

铁

素食者更容易发生缺铁性贫血，一经查出贫血应同时补充铁剂和维生素 C。

钙

即使普通人也容易缺钙，我国居民普遍钙摄入不足，素食者更要注意补钙。半素食者可以通过喝牛奶来解决这个问题；纯素食者注意多食用含钙高的大豆及其制品和坚果。

营养小贴士

▶ **不适宜纯素食的人群有哪些**

1. **对营养有特殊需求的人群**　如孕妇、儿童、消化吸收不好的老人、贫血等代谢性疾病患者、术后休养患者等，不要轻易吃素食，尤其不提倡纯素食。

2. **女性**　由于生理等原因，女性比男性容易发生缺铁性贫血，素食易造成铁元素不足，导致缺铁性贫血症的患病风险升高。孕期女性更不适合素食，营养不均衡会对胎儿发育造成不可逆的伤害，对孕妇自身健康也有很大影响。

3. **婴幼儿**　缺乏营养尤其会影响婴幼儿的大脑发育，造成严重后果。

食用粗粮
越多越好吗

　　粗粮是相对于精加工的细粮（精米白面），少加工或不加工的谷物类，主要包括全谷物、薯类、杂豆类。科学证据表明吃粗粮有诸多益处，可使心血管疾病、2型糖尿病和癌症等疾病的发生风险相对较低。而且，粗粮还能促进消化道健康，改善排便情况。因此，很多人想当然地理解为吃粗粮越多患慢性疾病的可能性越低，精米白面没有好作用，可以不用吃了，但事实并非如此。

　　1. 粗粮吃得过多会影响消化功能和食欲　粗粮之所以健康在于它富含膳食纤维且脂肪含量少。也恰恰因为粗粮里面含有较多的膳食纤维，过多的粗粮进入胃里，可能会导致食物积存，食物会裹着胃里的胃酸，反流到食管里造成反酸，对食管黏膜造成损害。

　　2. 吃粗粮不能降低血糖　粗粮有助于控制血糖但并不能降血糖。粗粮和细粮含有的能量和糖分差异不大，人们食用后，都只会升高血糖而不能降低血糖，只是粗粮里含有更多膳食纤维，膳食纤维的特性能够使食物中的糖释放得没有细粮那么快而已。

　　3. 粗粮过量还可能会引发肥胖　人们误以为吃粗粮能降低血糖、血脂，所以吃粗粮不加节制，平时细粮吃三两，粗粮却吃上半斤，结果就造成能量摄入过多，引发肥胖。

建议在食用粗粮时，注意以下几点。

1. 主食要粗细搭配　小米、玉米、燕麦、全麦粉、杂豆类都可以和精白米面搭配，如早餐吃小米粥、燕麦粥、八宝粥等，午餐或晚餐中可以在面粉中混合玉米粉、荞麦粉等，或者选用全麦粉做馒头、面条、烙饼，白米中放些糙米、燕麦、薏米、红豆、绿豆等来烹制米饭。粗细适宜比例 1 ： 3。

2. 善用炊具巧烹调　相较于精米白面，全谷物和杂豆类入口感觉粗糙，烹饪时间长。可以提前泡一晚上或者用电饭煲、高压锅烹煮八宝粥，采用电蒸锅做玉米棒、杂粮馒头、红薯，均可使口感软糯，改善食物的感官性状，还可加入芝麻粉和大枣等，使全谷物食物更香、更美味。

3. 不要粗粮"细做"　人们都知道粗粮的好处，可是在食用时很多人还是不得其法，把粗粮"细做"，这么做反而失去了吃粗粮的意义。有人在粗粮中加入面粉、淀粉、奶油、糖等，做出来的窝头会细腻、晶莹剔透，好看又好吃。但是这些添加的食材会把粗粮的优点抵消。还有人用油炸的方式做粗粮点心，这种方法更加不可取，不仅增加了脂肪摄入量，还破坏了粗粮中原有的维生素等营养成分。

4. 糖尿病患者慎喝粗粮粥　对于糖尿病患者来说，吃粗粮的益处在于粗粮能延缓血糖增长速度，有助于控制血糖。但是粗粮做成粥后在这方面的作用就大打折扣了。因为血糖生成指数不是一成不变的，粗粮煮成软烂的粥，其中的淀粉就会充分糊化，血糖生成指数就会升高，使血糖快速升高。所以，需要严格控制血糖的人不要吃杂粮粥。

"外食族"怎么吃才健康

"外食族"顾名思义，是家里不做饭，几乎都是在外就餐的人群。他们可能是厨房"绝缘体"、可能是忙碌的上班族、可能是贪食餐馆美食的人等。下馆子、点外卖确实很方便，但是方便之余如何保证吃得放心、舒心又健康呢？

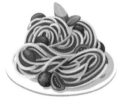

不要常吃西式快餐

西式快餐因为其主要以油炸食品为主，缺少绿色蔬菜，明显存在着"三高三低"，即高蛋白、高脂肪、高热量、低维生素、低矿物质、低膳食纤维，是不平衡膳食。

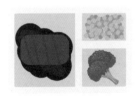

定时吃工作餐

在适当的时间就餐最重要。一般每天的11:00～13:00属于正常就餐时间，最好每天固定，以适应胃肠道发挥正常功能。

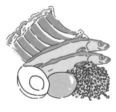

营养搭配要科学

菜品荤素搭配，主食粗细搭配。既有肉、鱼、蛋、奶这样的优质蛋白质，也有绿叶菜和瓜果类（番茄、甜椒、南瓜）蔬菜，还要有粗细搭配的主食。注意不宜选择煎炸的荤菜。若能在下午茶时间再吃点核桃、榛子等坚果，适当地补充植物油脂和矿物质等，或者喝点酸奶、鲜牛奶补充优质蛋白质，增加钙的摄入，那么这一天的膳食金字塔就塑造得更加完美了。

团聚的晚餐如何做到营养不超标

上班族的三餐常态大多是上班路上买个早餐，中午点个外卖草草了事，晚餐往往被视为一天中最重要一餐。但吃完晚餐后身体和胃肠道就要处于休息状态，并不适合暴饮暴食。

那么，晚餐应该如何搭配呢？

晚餐的关键点是食物种类多样且清淡易消化。

首先，应包括主食。如馒头、面包、米饭、面条、薯类等，可以按照 1/3 的比例增加粗粮，因为早餐与午餐一般是外食，主食种类单一，很少有粗粮。仅有这些还不够，还需有蛋类、鱼肉类或大豆制品等高蛋白并含有少量脂肪的食物。晚餐后活动量小，忙碌了一天的消化系统要得到充分休息，豆制品和白肉相较红肉更容易消化，宜首选。在上述两类食物的基础上，应再增加一些新鲜蔬菜或水果，最少三类食物搭配才是完美的晚餐。

烹饪方式上不建议煎炸，过多的油不利于健康，也不利于消化，会增加胃肠道负担。早、午餐油和盐含量超标的可能性很大，所以晚餐应严格控制油盐，可以选择用西红柿、香菜或醋来调味。

营养小贴士

▶**一家四口晚餐食谱推荐**

胡萝卜炒西蓝花（胡萝卜 100 克、西蓝花 150 克、油 5 克）。

红烧鱼（鱼肉 200 克、油 5 克）。

青菜菌菇汤（150 克）。

西红柿炒鸡蛋（西红柿 150 克、鸡蛋 120 克、油 5 克）。

蒸红薯（200 克）。

杂粮饭（450 克，粗细比例为 1∶3）。

以上食材均为生重。

不吃主食多吃菜
就能减肥吗

很多人认为主食富含糖类，多吃主食是肥胖的主要原因，这种理解是不正确的。肥胖的真正原因是能量过剩，即摄入的能量大于消耗的能量。碳水化合物、蛋白质和脂肪这三类产能营养素中，每克碳水化合物或蛋白质在人体内可产生约 4 千卡的能量，而每克脂肪的能量高达 9 千卡。同等重量的脂肪提供的能量是碳水化合物的 2.2 倍，因此脂肪比碳水化合物更容易造成能量过剩。另外，相对于碳水化合物和蛋白质，富含脂肪的食物口感好，刺激人的食欲，使人容易摄入更高能量。

因为食物总量摄入过多而导致总能量摄入过多，在这种情况下减少主食摄入的确对控制体重有帮助，但是真正的罪魁祸首还是能量摄入过多造成的。谷类食物是矿物质、B 族维生素和膳食纤维的优良来源，在减少主食的同时，也会失去谷类所提供的这些营养物质，这种营养素不均衡的膳食对健康不利，也对长期控制体重不利。

控制体重的关键是能量平衡。

以谷物为主的膳食模式，不仅可以提供充足的能量，保障碳水化合物供能达到膳食总能量的一半以上，还能够减少动物性食物和脂肪的摄入，降低心血管疾病和糖尿病等慢性疾病的发生风险，更有助于健康体重的维持。

蔬菜和水果
可以相互替换吗

　　蔬菜和水果都是植物性食物，两者在营养成分上有很多相似之处，都含有丰富的水分、维生素、矿物质和膳食纤维。蔬果爱好者想当然地认为两者可以相互代替，这样就可以随心所欲地多吃些蔬菜或者水果了。但是，尽管蔬菜和水果在营养成分和健康效应方面有很多相似之处，但它们是不同食物种类，其营养价值各有特点。

　　一方面，蔬菜品种远多于水果，而且蔬菜（深色菜）中的维生素、矿物质、膳食纤维和植物化学物的含量高于水果，故水果不能代替蔬菜。另一方面，水果中碳水化合物、有机酸、芳香物质比新鲜蔬菜多，水果食用前不用加热，其营养成分不受烹调因素影响，所以蔬菜也不能代替水果。

　　蔬菜、水果品种很多，营养价值相差很大，只有选择多种多样的蔬菜水果，相互搭配，才能做到食物多样，健康膳食。

　　与其纠结蔬菜水果是否互相代替，不如搭配在一起，发挥 1+1 > 2 的作用。

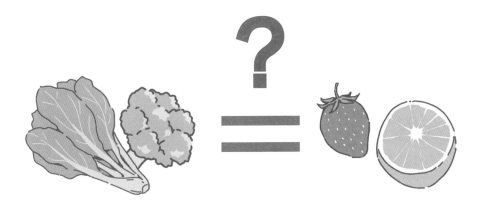

吃肉可以长肌肉吗

"吃肉长肉"貌似很合理，但事实真的是这样吗？

> 首先，需要明确肌肉生长的特点。肌肉生长可以先解离而后超量恢复，锻炼可刺激破坏原有的肌肉组织，之后通过合理营养补充，被破坏的肌肉组织能够重新组建。

> 其次，要了解增肌的原理。增肌就像盖房子，需要"砖"和"水泥"，所谓的"砖"就是肌肉生长的原料，因为肌肉主要由蛋白质和水组成，所以原料主要指蛋白质；所谓的"水泥"是肌肉生长的一个良好内环境，人体内部精密的蛋白质代谢调控、加工系统把原料加工分解成小分子物质，作为"建筑材料"送入血液，再通过载体和受体结合，精准地运输到人体不同部位和不同细胞合成蛋白质。为保证肌肉合成过程的顺利进行，两者缺一不可。

肉是优质蛋白质的良好来源，可为肌肉合成提供原材料，从这个意义上来说吃肉长肉是对的，但是别忘了肌肉生长还需要"水泥"，而锻炼可创造肌肉生长良好的内环境。因此，长肌肉的关键需要在食物多样化的前提下增加优质蛋白食物的摄入并配合体育锻炼，仅靠吃肉是很难促进肌肉的有效合成。

米面是否越精越好

　　精米白面因为口感好被很多人喜爱。但是，从营养价值角度讲，大米和白面并非越精越好。因为加工精度越高谷类中损失的营养素就越多，特别是 B 族维生素和矿物质。粗粮因为少加工或者不加工，其膳食纤维、矿物质、B 族维生素、植物化学物等营养成分得以有效保存。

　　成分决定功能，有越来越多的研究发现，相对于精米白面，全谷物和杂豆在体重控制、降低心血管疾病和 2 型糖尿病发病风险、维持肠道健康等方面发挥重要作用。因此，米面绝对不是越精越好。

　　对于一些特殊人群，在食用谷薯类方面有如下建议。

　　1. **婴幼儿**　6 月龄内的婴儿应坚持母乳喂养。同龄以上的婴儿应首选强化含铁米粉为第一个添加的辅食，逐步建立谷物为主、食物多样的膳食模式。

　　2. **儿童青少年**　需要培养平衡膳食的良好习惯，增加全谷物和杂豆的摄入量。

　　3. **孕妇及哺乳期女性**　注意粗细搭配，饮食中注意粗粮的添加，避免过多摄入精细米面而导致能量过剩。

　　4. **老年人**　注意谷类食物的烹饪方式，以细软为主，如软饭、稠粥、细软的面食等。因为老年人消化能力较弱，所以粗粮吃多了会导致肠胃不适。

红薯、土豆、绿豆
能当主食吗

习惯以米饭和馒头为主食的人，对精米白面有着强烈的依赖，甚至有人认为没有精米白面的正餐就不是正餐。其实主食远远不只有米和面，也可以丰富多彩，有多样选择，如红薯、土豆、绿豆等也能当主食。

红薯、土豆都是常见的薯类，其他还包括芋头、山药和木薯等。薯类含 25% 的碳水化合物，还含有膳食纤维，口感好，容易产生饱腹感，是不错的主食选择。土豆含有丰富的钾，有助于降低血压，且耐加热，有"第二面包"之称。红薯富含矿物质、维生素及膳食纤维，可促进胃肠蠕动，预防便秘。

杂豆类也可做主食，杂豆类有赤豆、芸豆、绿豆、豌豆、鹰嘴豆、蚕豆等，但是大豆不在此范围内。与大豆相比，杂豆类中碳水化合物含量较高，淀粉含量达50% ~ 60%，成分更接近粮食，所以被当作主食看待。杂豆中富含谷类蛋白质所缺乏的赖氨酸，B 族维生素含量也比谷类高，还有较多的钙、磷、铁等矿物质。

因此，杂豆与谷类食物搭配食用，是很好的互补。杂豆类适合整粒煮或整粒碾碎做馅食用。

**营养
小贴士**

▶ **杂豆的两种烹饪方式**

1. **加到主食中**　杂豆类可以与米面搭配做主食，让主食远离单调。例如大米里加一些红豆、绿豆做米饭、熬米粥，面粉里加一些杂豆粉制作成馒头、烙饼、面条等。杂豆还可以做成豆馅，作为豆沙包、豆沙春卷、八宝饭及各种糕点的馅料。

2. **加到菜中**　有些杂豆食物，如芸豆、花豆、绿豆等，还可做成可口菜肴，将芸豆、花豆、红豆煮松软后，混入番茄酱后可制成美味凉菜，绿豆或红豆发芽后可以做拌菜或炒菜。

减肥餐只吃水果科学吗

水果不能代替正餐，没有任何单一的食物能代替正餐。合理膳食、好好吃饭是健康的基础，而水果只能作为正餐之外的补充。现代科学研究发现，目前已知人体需要的营养素有40多种，这些营养素都要从各种食物中获得。水果中的水分多，通常糖分也很高，但是蛋白质含量很少，而且几乎没有人体必需的脂肪。只吃水果远远不能满足人体对各种营养素的需求。

所以，水果好吃，不吃不行，吃少了不行，吃多了也不行。

水果由于水分多能量少，深受减肥人士青睐。他们认为，水果健康能量又低，多吃能减肥，但事实并非如此。水果种类丰富，营养素含量差异很大。

根据碳水化合物的含量可以简单分为高糖水果和低糖水果。高糖水果中的糖分一般比较高，而且是容易消化吸收的单糖类。比如荔枝，含糖量高达16.6%，能量是同等质量米饭的2/3，是一般蔬菜的4倍左右，所以水果需要适量食用。

另外，水果很容易摄入过量，因为好吃，甜美可口，不知不觉就会摄入过多糖分，其结果很可能不能减肥反而导致肥胖，同时可能发生营养不均衡的问题。

科学减肥应该减量不减餐。所以，只吃水果减肥不科学。

营养小贴士

▶ **吃水果的三个最佳时间点**

（早餐）大部分人早餐食物的质量不太好，应该适当增加一些水果。

（两餐之间）两餐之间吃些水果，既能补充水分，又能获取丰富的营养素。对于糖尿病患者而言，两餐之间（上午10点和下午4点）适量地吃低糖水果，有助于控制血糖，可避免餐后立即吃水果可能导致的血糖负荷过大。

（餐前）健康成年人如有控制体重的需要，餐前吃水果比餐后吃效果好，有利于减少进食总量。

每餐都要搭配蔬菜吗

　　新鲜蔬菜是营养宝库，是维生素、矿物质、膳食纤维和植物化学物的重要来源，也是平衡膳食的重要组成部分。研究发现，提高蔬菜水果摄入量可维持机体健康，有效降低心血管疾病、肺癌和糖尿病等疾病的患病风险。但近年来，我国居民蔬菜摄入量逐渐下降，水果、大豆、奶类摄入量仍处于较低水平，成为制约平衡膳食和某些微量营养素摄入不足的重要原因。因此，中国营养学会建议增加蔬菜的摄入量，推荐每天摄入不少于 300 克的新鲜蔬菜，其中深色蔬菜占一半。

如何保证足量蔬菜的摄入目标

　　首先，保证在一餐的食物中，蔬菜重量大约占一半，在食堂就餐，每顿的蔬菜也应占整体膳食餐盘的一半。这样才能满足一天"量"的目标。其次，膳食要讲究荤素搭配，做到餐餐有蔬菜。对于三口之家来说，一般全家每天需要购买 1 公斤的新鲜蔬菜，并分配在一日三餐中。此外，中、晚餐时每餐至少有两个蔬菜菜肴，适合生吃的蔬菜可以作为饭前饭后的"零食"和"茶点"。

深色蔬菜是指哪些菜

　　深色蔬菜指主要的可食部为深绿色、红色、橘红色和紫红色的蔬菜。相比于浅色蔬菜，深色蔬菜更具有营养优势，如胡萝卜等橘红色蔬菜富含 β - 胡萝卜素，是我国居民膳食维生素 A 的主要来源。深色蔬菜也富含其他多种物质，主要是植物化学物，如叶绿素、叶黄素、番茄红素、花青素等，还包括其中的芳香物质，它们赋予了蔬菜特殊的色彩、风味和香气，有促进食欲的作用，并呈现一些特殊的生理活性。

　　蔬菜是平衡膳食的重要组成部分，应该做到餐餐有蔬菜，保证每日300~500 克，深色蔬菜所占比例应为 50%，即 150~250 克。

生活中常见的深色蔬菜

蔬菜种类	蔬菜名称
深绿色蔬菜	菠菜、油菜、西蓝花、芹菜叶、莴笋叶、芥菜、西洋菜、茼蒿、韭菜、萝卜缨、地瓜叶
红色 / 橘红色蔬菜	西红柿、胡萝卜、南瓜、红辣椒
紫红色蔬菜	红苋菜、紫甘蓝

营养小贴士

▶什么是植物化学物

　　植物化学物是食物中已知人体必需营养素以外的、对人体健康有作用的化学成分，如酚类、萜类、植物多糖等。随着营养科学的发展，经研究发现植物化学物具有多种生理功能，在抗氧化、调节免疫力、抗感染、降低胆固醇、延缓衰老等方面有一定作用，因而它具有保护人体健康和预防诸如心血管疾病和癌症等疾病的作用。

鲜榨果蔬汁是最佳饮品吗

新鲜蔬果是营养宝库，富含维生素、矿物质、膳食纤维和植物化学物，是平衡膳食的重要组成部分。

大家通常认为，将蔬菜、水果榨成汁之后，营养物质溶解在其中应该比完整的蔬菜、水果更加有利于身体吸收。事实证明这是一种误解，榨汁并不会使蔬菜、水果中的营养变得更容易吸收，甚至还会损失营养成分。

1. **榨汁会导致抗氧化成分和膳食纤维等营养素流失**　榨汁的直接后果是损失了蔬菜、水果中的部分维生素、类黄酮、花青素等抗氧化成分，即使是榨汁之后马上就喝也是如此。这是因为蔬菜、水果内细胞有复杂的超微结构，所含的某些营养素不能混在一起暴露在空气中。如维生素 C 不能和各种氧化酶相遇，否则就容易被分解。而榨汁时高速旋转的刀片会把大部分细胞破坏，营养素混在一起，这样就会对维生素 C 造成破坏。有试验研究表明，黄瓜在榨汁后和榨汁前相比，维生素 C 的破坏率高达 80%，西红柿、小白菜等榨汁后也有类似现象。而且，榨汁之后有很多不溶性物质，如钙、铁、膳食纤维等都留在蔬果渣中，这样就造成了许多营养素的流失。

2. **蔬果汁潜在糖分与能量过量摄入**　直接食用蔬菜、水果容易产生饱腹感，而喝蔬果汁会不知不觉地摄取过多能量和糖分，增加糖尿病、肥胖、营养不良等疾病的发生风险。

可见，用新鲜蔬菜水果榨出的汁，虽然喝起来方便，其实不如直接吃更能促进人体健康，建议最好直接吃蔬菜和水果。

营养
小贴士

▶ **蔬果汁的食用建议**

鲜榨蔬果汁口感好，方便快捷，适当、适量地饮用是可以的。特别是在宴会上、旅途中、病榻上或是接待友人时，用鲜榨蔬果汁作为辅助饮品要更方便一些。

需要注意的一点是，为了保证蔬果汁的卫生，在制作蔬果汁前，最好进行热烫处理，需要把蔬菜、水果在沸水中略微烫一下，把那些氧化酶"杀灭"掉，也让组织略微软一些，然后再榨汁。这样，不仅维生素的损失会变小，出汁率增加，还能保证蔬果汁颜色鲜艳，不容易变成褐色。

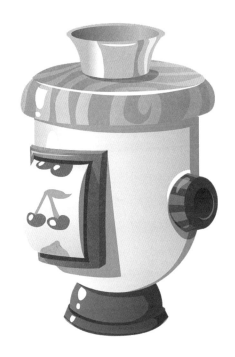

成年人需要
天天喝奶吗

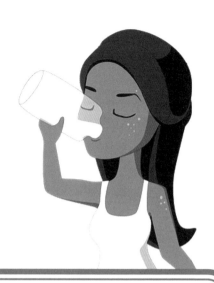

奶类是一种营养成分丰富、组成比适宜、易消化吸收、营养价值高的天然食品，市场上常见的主要有液态奶、酸奶、奶酪、奶粉等。

奶类可提供优质蛋白质、维生素 B 和钙等。牛奶中的蛋白质含量平均为 3%，含有必需氨基酸，比例符合人体需要，属于优质蛋白质。奶中的乳糖能促进钙、铁、锌等矿物质的吸收。酸奶含有益生菌，经过发酵，乳糖、蛋白质和脂肪都有部分分解，更容易被人体吸收，是钙和优质蛋白质的良好来源。经过发酵的奶含有丰富的益生菌，对人体健康，益处良多。

据调查，我国每个年龄段的人群都有钙摄入不足的情况，无论是幼儿阶段、成年阶段、老年阶段，还是特殊生理期（如孕妇、乳母等）。因此，从营养健康的角度讲，不论年龄、性别和区域，所有人都应该把奶及奶制品当作膳食组成的必需品，建议每天摄入 300 毫升液态奶或等量奶制品。乳糖不耐受者可将 250 毫升纯牛奶分成 3 ~ 4 次喝，可明显降低乳糖不耐受反应，也可以尝试酸奶或者奶酪等奶制品。

吃坚果等于"喝油"吗

坚果是很受大家欢迎的传统零食，但是近几年，随着肥胖问题日益突出，人们开始对坚果产生警惕，认为吃坚果就等于"喝油"，会发胖、导致多种疾病，应该尽量少吃，能不吃就不吃，真的是这样吗？

的确，绝大部分坚果脂肪含量较高，大部分含油量为 40% 以上，松子仁含油量甚至高达 70.6%。所以吃坚果等于"喝油"，这种说法虽然夸张，却有一定道理。但是从营养成分上来说，坚果中的脂肪多是对人体有益的"好脂肪"，大部分坚果中的脂肪酸以单不饱和脂肪酸为主；葵花籽和西瓜子、南瓜子中的亚油酸含量较高；核桃是 α- 亚麻酸的良好来源，α- 亚麻酸是 DHA 的前体物质，对大脑发育有好处；花生中的烟酸含量较高；杏仁中的维生素 B_2 含量较高。此外，坚果还含有丰富的矿物质、维生素 E 和 B 族维生素，是均衡膳食的组成部分。

因此，坚果要讲究吃法，多多益善不对，一点不吃也不对。《中国居民膳食指南（2022）》推荐大家每周摄入坚果量为 50 ~ 70 克，平均每天摄入 10 克左右，糖尿病患者的食用量要再减少一些。如果一次食用坚果过多，就要减少一日三餐饮食的总能量。

除了注意食用量之外，吃坚果还要注意以下几点。

1. 坚果最好食用原味的，不要选调味和油炸坚果。椒盐腰果、油炸花生之类的不要多吃，以免盐分摄入过量，不利于健康。

2. 发霉变质的坚果千万不能吃，发霉的坚果含有黄曲霉毒素，是一种强烈的致癌物。

3. 产生"哈喇味"的坚果也不能吃，这是脂肪氧化所致，会损害人体健康。

4. 对坚果过敏的人、幼儿、腹泻者、咽喉疾病者最好别吃坚果。

营养
小贴士

▶坚果小知识

坚果包括树坚果类的核桃、胡桃、栗子、腰果、开心果、扁桃仁、杏仁、松子、榛子、白果，以及种子类的花生、葵花籽、南瓜子、西瓜子等。脂肪含量大于 40% 的坚果有核桃、胡桃、松子、榛子、花生、葵花籽、南瓜子、杏仁、开心果等。10 克坚果相当于葵花籽 60 粒、中等大小的核桃 2 个、板栗 4 个、花生 15 粒、开心果 20 个。

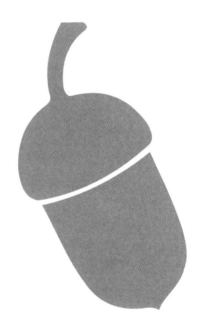

一天能吃几个鸡蛋

鸡蛋中蛋白质含量丰富而且质量很好，是营养价值很高的食物。鸡蛋中的氨基酸组成与人体需要最为接近，优于其他动物蛋白质。脂肪主要存在于蛋黄中，蛋黄中的维生素种类齐全，包括所有的 B 族维生素、维生素 A、维生素 D、维生素 E 和维生素 K 以及微量的维生素 C，钙、铁、锌、硒在鸡蛋中的含量也很丰富。

鸡蛋具有这么好的营养价值，可不可以多吃些呢？

要回答这个问题，我们需要先了解一下胆固醇的概念。胆固醇是人体的重要成分，人体各组织中都含有胆固醇，它是许多生物膜的组成成分，也是体内合成维生素 D 及胆汁酸的前体。但是血液中的胆固醇浓度过高可引起冠心病、脑卒中及其他动脉粥样硬化性疾病。

那么，食物来源的胆固醇会不会升高人体血液中胆固醇的浓度呢？

其实，人体内胆固醇主要由自身合成，通过食物摄入的胆固醇仅占体内合成胆固醇的 1/7 ~ 1/3。现有研究认为，膳食胆固醇的吸收及其对血脂的影响，因遗传和代谢状态不同而存在较大的个体差异。大部分健康机体能有效调节吃进去的和合成出来的胆固醇，使其在体内保持平衡状态。因此，《中国居民膳食营养素参考摄入量（2013 版）》已经取消了对于膳食胆固醇的限制。但是，对于某些患有代谢性疾病的人群来说，这个能力可能会受到一定的影响。

对健康人群而言，每天吃一个鸡蛋不会增加患心血管疾病的风险。《中国居民膳食指南（2022）》**推荐每周吃蛋类 300 ~ 350 克，大概 6 ~ 7 个鸡蛋，平均下来一天 1 个**。但是，对于有心血管疾病病史的人来说，需要适量摄入。

红肉与白肉
哪个更好

饭桌上经常听到这句话，"四条腿的不如两条腿的，两条腿的不如没有腿的"。"四条腿"泛指的是地上跑的畜类，如猪、牛、羊等，因为哺乳动物中含有肌红蛋白，其肉质烹饪前呈现红色，所以叫"红肉"。"两条腿"指禽类，如鸡、鸭、鹅等，"没有腿"的泛指鱼类等水产品，其肉质一般呈白色，叫"白肉"。当然，这种分类方法也是有漏洞的，比如三文鱼本身也是红色，但从营养特点上来说，它属于"白肉"。

"红肉"与"白肉"都是肉类，都富含蛋白质等营养成分。但是，"红肉"与"白肉"相比，两者在脂肪含量和脂肪酸组成比例上有很大差别。

首先，"红肉"中脂肪含量高，尤其是猪肉。其次，"红肉"的脂肪多为饱和脂肪，不饱和脂肪的含量较低。简而言之，畜肉以饱和脂肪酸为主，禽肉以单不饱和脂肪酸为主，鱼类多以多不饱和脂肪酸为主。

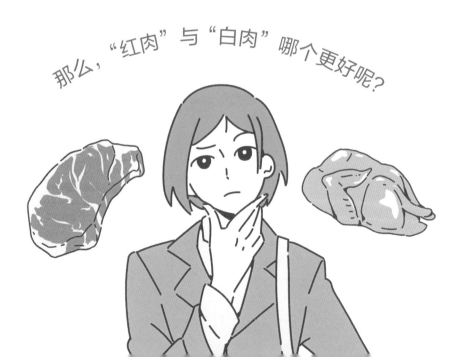

那么，"红肉"与"白肉"哪个更好呢？

目前的研究认为，过多摄入饱和脂肪酸会对心血管系统带来危害，而单不饱和脂肪酸和多不饱和脂肪酸对机体健康有一定的保护作用。当然，这个有益作用的前提是适量摄入。因此，人们最好改善饮食结构，"红肉"不能过量。根据《中国居民膳食指南（2022）》推荐，每天食用动物性食物 120~200 克，每周至少食用 2 次水产品。

营养小贴士

▶ **如何吃肉同时少吃脂肪**

猪身上不同部位所含的脂肪量不同。想少摄入脂肪，选前后腿肉、里脊肉，要比五花肉、梅花肉（上肩肉）好。吃牛肉时，选牛腿肉、牛腱，比选牛小排好。

在家做"红肉"时，可以先将"红肉"略煮，然后放入冰箱冷冻至白色的脂肪凝固，将白色脂肪去除，重新烹调，可极大降低脂肪摄入。吃"红肉"时可搭配粗粮，能降低胆固醇的摄入。

蛋白质补充得越多越好吗

我们都知道，人体是由水、蛋白质、脂肪、无机盐等共同组成的。正常成年人体内，水约占 55%，蛋白质占 20%，脂肪占 20%，无机物占 5%。占比 20% 左右的蛋白质是生命活动的主要承担者，它是维持和修复机体以及细胞生长所必需的营养素，不仅影响机体组织，如肌肉的生长，还参与激素的合成、免疫功能的维持、血红蛋白的合成等。可以毫不夸张地说，没有蛋白质就没有生命。

但是随着衰老，身体的蛋白质不断丢失，身体功能明显下降。很多人想当然地认为日常饮食中多补充些蛋白质，可能会对人体有益，尤其是对老年人。

其实不然，对健康人群来说，在一定范围内机体免疫力、肌肉指数等生理指标会随着蛋白含量的升高呈上升趋势，但当蛋白水平达到一定数值后，则会有不同程度的下降，甚至对机体产生副作用。如果蛋白质摄入量长期超过机体代谢能力，就会增加肾脏代谢的压力，还会对肾脏造成不可逆的损伤。

因此，把握好蛋白质的摄入量很关键。对于健康人群来说，一般成人所需的蛋白质为每日 50～70 克，大约为每公斤体重需要 1 克蛋白质，这些数量的蛋白质是完全可以通过食物来满足的。

以一个体重 70 千克、身高 175 厘米的轻体力劳动男子为例，每天所需能量约为 1 800 千卡，其中主食 300 克（6 两），蔬菜 500 克（1 斤），肉蛋类 150 克（3 两），豆浆牛奶 400 克（8 两），油 20 克，盐 6 克。这个食谱可以提供约 75 克蛋白质，可以完全满足机体的需要。对于某些疾病和健身人群来说，合理地额外补充蛋白质是有益的。

蛋白质补充适宜人群如下。

第一类	第二类	第三类
患者因为疾病应激代谢增加，体内的蛋白质处于重度亏损状态，如创伤、烧伤、感染、做过外科大手术、肿瘤放化疗患者等，具体补充量需要根据代谢应激程度和一日活动量进行调整。	蛋白质摄入或吸收存在不足的患者，如神经性厌食、功能性消化不良、小肠吸收障碍的患者。	特殊人群，如孕妇、哺乳期女性、健身人士和胃肠道功能较弱且进食少的老年人等。

需要提醒的是，蛋白质虽好，不是人人适宜额外补充，还有一些人是禁用蛋白粉的，如对蛋白粉成分过敏者，肾病、急性胰腺炎、肝硬化、肝性脑病患者等。

咖啡、茶叶、奶茶等饮品该怎么选

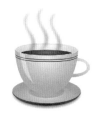

在我国，咖啡、茶叶、奶茶都是常见饮品，但是它们的营养成分及健康效应差距很大。

咖啡豆含有大约 100 种不同物质，包括咖啡因、单宁酸等。在我国，人们饮用咖啡的时间不长，对咖啡的认识也不全面，很多人认为喝咖啡对人体没有什么益处，多数学生族和上班族喝咖啡，无非是为了提神，除此之外没有任何作用。而事实并非如此，随着对咖啡的研究越来越全面，营养学界认识到，咖啡对人体有多种积极作用，如有利于心血管系统健康，可预防糖尿病和一些恶性肿瘤，还能降低阿尔茨海默病等神经退行性疾病。推荐大家可以根据自己的身体状况每天喝 1 杯咖啡，如一次性摄入较多，影响睡眠或出现身体不适者，应减少摄入。

茶叶是一种天然的保健饮料，其成分达 300 多种，除了含有少量的蛋白质、脂肪、糖、维生素以及矿物质等营养成分外，还含有很多功能成分，如茶多酚、咖啡碱、茶单宁、茶色素等，分别具有不同的保健作用。

茶叶的滋味（涩味、苦味和鲜味等）主要由茶多酚、咖啡碱、氨基酸、可溶性糖、有机酸等共同构成，其中茶多酚是一种强有力的抗氧化物，大约占茶叶干重的 25%。大量研究表明，茶多酚具有多种保健功能。因此，长期饮茶有助于降低血脂异常、高血压、血管硬化和冠心病的发病率。但是喝茶不宜过量，否则会使人出现过度兴奋、心跳加快、血压升高、失眠等不良反应。长期喝浓茶还可导致尿钙流失太多、影响铁吸收、胃黏膜刺激过重，造成胃炎、骨质疏松、贫血等疾病。

奶茶深受年轻人的喜爱，爱喝奶茶的人认为，它不仅味道香醇可口，而且营养丰富，因为奶茶是牛奶和茶的叠加。但是奶茶有真有假，"真奶茶"营养价值较高；"假奶茶"除了口味好，百害而无一利。

用牛奶和红茶、绿茶、乌龙茶等制成的奶茶可称为"真奶茶",最初的奶茶都是奶和茶做的。我国内蒙古自治区和新疆维吾尔自治区一直有煮奶茶、喝奶茶的传统,是日常饮用和待客的必备饮品,这种奶茶原材料好、没有额外添加物,营养价值较高。

"假奶茶"是指用奶精、茶粉等具有奶味、茶味的物质和添加剂制成的奶茶。由于添加了奶精、香精等物质,这类奶茶口感更顺滑、味道更香醇,而且制作成本低,利润空间大。这类奶茶在奶茶家族里品类繁多,我们在生活中随处可见。超市里几块钱的速溶奶茶和奶茶店里的快冲奶茶,基本都是这样做出来的,好一点的可能用的是勾兑的淡奶和速溶茶粉制作的。这种奶茶含有很多香精、色素、糖浆等,给口味加分但营养价值极低。

综上所述,日常生活中最好的饮料是白开水,茶叶或者咖啡可以每周规律、适量喝,"真奶茶"要适量,不能代替饮水,"假奶茶"不要喝,百害而无一利。

营养小贴士

▶ **"假奶茶"的危害**

"假奶茶"中的奶精又称"植脂末",富含反式脂肪酸,是健康的大敌。过量摄入反式脂肪酸的危害是多方面的,除了影响育龄人群的生育能力,对儿童大脑发育、老年人大脑机能、神经组织机能、心血管系统的健康都非常不利。虽然随着加工技术的改良,有些奶精中的反式脂肪酸含量有所降低,但不可能完全没有。

早餐应该如何
合理搭配

随着生活节奏的加快，一些上班族不吃早餐或者随便吃一些就草草了事，中午的时候再大吃一顿来弥补早餐的不足，还有些喜欢吃零食的儿童青少年，用零食来代替早餐，这些都是不健康的饮食习惯。儿童青少年的早餐尤其重要，有很多研究表明，不吃早餐或早餐营养不足，会使学习成绩下降。

早餐对大脑工作效率的影响超过午餐和晚餐，尤其是对学习、考试及其他脑力劳动影响很大。合理搭配的早餐应该包括三类食物，主食（碳水化合物类）、肉蛋奶（优质蛋白质和脂肪）、蔬菜及水果（维生素和矿物质）。

可以说，要保持身体健康，早餐不能不吃，但也不能瞎吃。首先，要包括含多糖类的食物，如馒头、面包、米粥、面条、薯类等，经消化吸收后血糖快速升高，供应大脑及其他器官，使刚睡醒的人体恢复活力。但仅有这些食物是不够的，还要有蛋类、奶类、肉类、大豆制品、坚果等高蛋白质并含有一些脂肪的食物，它们可以使血糖平稳地升高，维持较长时间。与其他餐次相同的是，早餐也应提供全面而丰富的营养，不仅要有糖类、蛋白质和脂肪，还应该有维生素、矿物质等。

为此，早餐应在上述两类食物的基础上，再增加新鲜蔬菜和／或水果。三类食物搭配才是完美的学生早餐。长期不吃早餐或者搭配不好，不但会影响学习成绩，还会影响消化系统功能以及体能，不利于健康。

如果你早晨起床后没有食欲，可以考虑将自己的早餐"打扮"得五颜六色，以激发吃早餐的兴趣。比如纯白的牛奶、橙色的果汁、红色的草莓酱和番茄酱、黄色的麦片、绿色的蔬菜等，各种颜色搭配，既是视觉的享受又能让人食欲大增。除此之外，要保持健康的生活习惯。每天晚饭后锻炼身体，早睡早起，就不会出现没有时间做早餐、吃早餐没胃口的情况了。

**营养
小贴士**　▶**早餐食谱推荐**

全麦土司 3 片，煎鸡蛋或水煮蛋一个，凉拌黄瓜，纯牛奶 250 毫升，苹果一个。

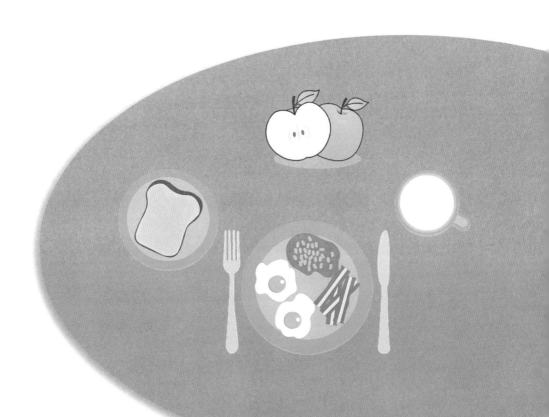

"早餐像皇帝，午餐像平民，晚餐像乞丐"有道理吗

从营养学的角度来说，这句话是有一定的科学道理的。简单地说，此俗语就是餐次的丰盛程度排序表，早餐优于午餐，午餐优于晚餐。科学合理的三餐膳食，就是把握好供需平衡。供需天平的两端，一边是膳食供应，一边是人体的一日所需。

我们先来看看，白天和夜晚我们的身体发生了什么变化。漫长的夜晚，身体为了充分休息，将自己调成节约模式，基础代谢还在进行。早晨醒来，胃肠道开始了新的工作。所谓"兵马未动，粮草先行"，早餐后，身体调整为战斗模式，进入"满血复活"状态，开始一天的工作。早餐的饮食特点是能量充足，营养素丰富，主要的作用是保障上午 3~4 个小时的各种活动。而午餐承上启下，胃肠道将早餐的食物缓慢消化吸收 3 个小时左右，胃肠空空如也，又开始了新的进食，保障下午 3~4 个小时的工作。一天工作时间 8 小时后，身体的指令是处于休息状态。

不难发现，"早餐像皇帝，午餐像平民，晚餐像乞丐"，长期坚持这种饮食习惯，"食物钟"会自然形成，对健康有益。

营养小贴士

▶一日三餐食谱举例

（早餐）牛奶 250 毫升，燕麦土司 2 片，鸡蛋 50 克，热拌菠菜花生米（菠菜 75 克、花生米 10 克），水果 100 克。

（午餐）炒三丝（肉丝 50 克、魔芋 100 克、柿椒 20 克、胡萝卜 20 克、油 5 克）；西红柿木耳炒西葫芦（木耳 10 克、西红柿 150 克、西葫芦 50 克，油 5 克）；杂粮饭（大米 25 克、红豆 10 克、山药 20 克、小米 5 克）。

（晚餐）杂粮馒头（全麦粉 20 克，小麦粉 60 克）；韭菜豆皮虾仁（虾仁 80 克、韭菜 75 克、豆皮 25 克，油 5 克）；生黄瓜（100 克）。

肉汤与肉
哪个更有营养

很多人认为肉汤的营养好，喜欢炖肉汤，比如鸡汤、鱼汤、排骨汤等，觉得喝完汤后剩下的肉没有什么营养了，就全部丢弃了。实际上，这种吃法并不对。

从营养成分上来说，汤中除了水外，其他的营养物质都是来自煲汤的原料。肉汤的营养全部来自肉，肉类中含有水溶性的和非水溶性的两种营养成分，经过炖煮，汤里只有一些水溶性的物质，比如氨基酸、短肽和钾元素，还有少量蛋白质会溶解出来，但真的很少，只有1%～2%。肉类所含的绝大多数营养物质是非水溶性的，钙、铁和90%以上的蛋白质等还保留在肉块中。有研究对瓦罐鸡的鸡汤和鸡肉中营养素含量进行了比较，证明同等重量的肉汤和肉中，肉中营养素含量要远高于汤。

从营养素的角度看，肉汤里高盐、多油，按照大部分人煮汤用盐的习惯，说一碗汤一克盐，并不夸张。自家做汤有控盐意识的还好，在外就餐时，那些美味鲜汤的含盐量往往很高，几碗汤下肚，再加上其他食物，盐的摄入量肯定就超标了。健康成人每人每天盐摄入量不应超过5克。

很多人把做出乳白色的浓稠汤汁做为烹饪成功的标准，认为乳白色的汤比较营养、滋补。其实，这种汤还不如清汤，它的脂肪含量高，常喝无益。汤能变成乳白色，要归功于脂肪，乳白色汤汁的形成过程就是脂肪乳化的过程，在长时间的熬制过程中，食用油与肉食自身所含的脂肪组织会被粉碎成细小微粒，而卵磷脂和一些蛋白质能起到乳化剂的作用，形成水包裹着油的乳化液，最终成为乳白色"奶汤"。可以说，乳白色的浓稠汤汁其实是脂肪在引诱你。

总的来说，肉汤的营养成分与营养价值远不如肉，喝汤弃肉是舍本逐末的行为。但是肉汤可以帮助虚弱人群补充少量营养。对于部分儿童、老人以及术后体质虚弱、肠胃和消化功能不好的人来说，肉难以消化，是一种负担。而肉汤进食难度小，还可以提高和改善食欲，能够快速被人体吸收。肉汤中的营养虽不及肉本身的丰富，但是从肉中溶出来的游离氨基酸、短肽、B 族维生素等都是人体所需的营养素，从这个角度来看，古人说"喝汤滋补"也有一定道理。

鲜汤美味并非不能喝，但方法要对

首先，喝汤不要弃肉，喝汤吃肉两不误，营养又健康，何乐而不为。

其次，身体状况特殊者不喝汤。肉汤中嘌呤含量高，钠盐和脂肪含量也不少，如高尿酸血症、痛风、糖尿病、高血压、高脂血症、肥胖症患者，尽量不喝或少喝汤。

再次，烹调肉汤时要少放盐和油，喝汤时最好撇去上面的浮油，以免增肥。

最后，不要喝太烫的汤。有人喜欢喝高热的汤，觉得特别舒爽美味，岂不知过热的汤会伤害口腔和食道黏膜。研究发现，长期喝65℃以上的汤或热饮料，可能会增加患食道癌的风险。

汤泡饭更好消化吗

人们食欲不好时，喜欢用菜汤、肉汤泡饭，由于其含水分较多、松软、容易下咽，很多老年人都喜欢用它来代替正常米饭，一些父母也会经常选择汤泡饭来喂孩子。人们通常认为汤泡饭松软，更利于消化，事实真是这样吗？

汤泡饭表面上不用咀嚼或咀嚼少，节省时间，但是汤泡饭的消化过程与正常米饭的消化过程有很大差别。

米饭的消化过程

首先，米饭经过口腔进行初步消化，牙齿将食物磨成细小的颗粒，唾液腺分泌唾液，舌头将唾液与小颗粒混合，唾液中含有一种酶，便于食物进入胃、肠后的消化。同时，食物会刺激舌头的味觉神经，反射到大脑，使大脑发出指令，命令胃、肠、胰腺等部位做好接受食物的准备，接到"命令"后，胃液、肠液、胰液相继分泌，胃肠蠕动增强，从而加速胃肠道对食物营养的消化吸收。食物经过胃、肠消化吸收，有用物质被利用，剩下的代谢废物经消化道和肾脏排出体外。

汤泡饭的消化过程

饭和汤水混在一起，食物未经充分咀嚼，直接滑进胃里，一方面没有足够的唾液中的淀粉酶对食物进行消化，另一方面未经充分咀嚼的汤泡饭快速进入胃里，胃、肠、胰腺等部位未来得及接到来自大脑"命令"，还未做好充分"开工"准备，导致食物中的营养素不能被彻底吸收。

总之，汤泡饭不是一个好习惯，对于孩子来说，会使孩子的咀嚼能力得不到锻炼，对于大多数人来说，它容易加重胃肠道的负担。长此以往，胃肠功能紊乱、消化不良等疾病就会随之而来，影响身体健康。

因此，建议不吃或少吃汤泡饭。

贵的水果营养价值更高吗

　　面对众多种类的水果，我们用什么简便的方法判断其营养价值呢？

　　很多人认为是价格，但是这不合理。价格和营养价值是评价水果的两个维度，它们之间没有联系。一个是取决于食物自身的营养成分以及其被人体所需要的程度，另一个取决于从生产水果使其成为商品，所付出的社会必要劳动时间。商品价格贵的水果，可能是水果市场供应小于需求，或者水果种植、储存、运输成本高。

　　各种水果营养素组成各有特点，不同种类的水果营养价值不易比较。不同水果搭配着吃或者换着吃，远比分出个营养价值高低，单吃一种水果好。所以说，多样化才是最重要。

　　选择水果要在多样化的前提下，尽量优先选择新鲜当季深颜色的水果。首先，水果要选择新鲜当季水果，新鲜水果水分含量高、营养丰富、味道好。冰箱不能阻止水果中的水分流失会导致口感变差，所以不建议一次购买许多水果。进口水果是跋山涉水、漂洋过海来的，运输时间必然长，为了卖相好看，要么在还没熟时就摘下来，要么添加保鲜化学药剂，人为地制造新鲜的模样，除了贵，没有特别的营养优势。

　　一般来说，水果果肉颜色越深，营养价值越高。水果的颜色主要取决于叶绿素、类胡萝卜素、花青素等天然色素类物质。这些色素都属于植物化学物，对健康大有裨益。深颜色水果可选，如葡萄、蓝莓、桑葚、西瓜、柑橘、石榴、猕猴桃等。

碳酸饮料
有害健康吗

碳酸饮料由于补充能量、清爽提神，尤其在夏天消暑解渴，深受年轻人喜爱。碳酸饮料类产品是充入二氧化碳气体的饮料，主要成分是碳酸水、柠檬酸等酸性物质，以及白糖，香料等，有些含有咖啡因、人工色素等。

长期大量饮用碳酸饮料，最明显、最直接的伤害是会引发肥胖和牙齿问题。碳酸饮料中不仅含有色素、添加剂、防腐剂等物质，含糖量也很高，长期大量饮用容易引发高糖饮食所导致的所有健康问题。

经常饮用碳酸饮料会造成营养不良、钙流失等问题。儿童青少年尽量不要喝碳酸饮料，含糖饮料容易影响孩子的正常用餐，形成不良的饮食习惯，进而导致营养单一和营养不良。碳酸饮料中的大量二氧化碳还会影响肠胃的消化功能，释放出的二氧化碳很容易引起腹胀，从而影响食欲，造成肠胃功能紊乱。

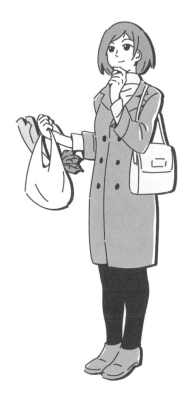

先吃与后吃，
进食需要排队吗

经常有人问，先吃水果还是先吃饭？先吃饭还是先喝酒？健康的生活习惯，需要遵循合理的饮食模式，进食也要讲究顺序，先吃什么后吃什么，其中大有讲究。

水果——建议两餐之间吃

绝大多数水果含有丰富的果糖、葡萄糖等，这些单糖很容易被人体吸收，尤其是在肠道中极易被消化吸收，能迅速为人体补充能量。水果中还含有大量的膳食纤维，进食后会使人产生饱腹感，因此餐前进食水果可能会影响人的食欲，导致进食量减少。这样一来，就减少了蛋白质、维生素等其他营养成分的吸收。因此，除非您有减肥计划，否则水果还是两餐之间吃比较好。

喝汤——餐前餐后

常见的汤主要有三种：①清汤，一般用蔬菜煮成，如白菜、冬瓜、丝瓜甚至豆腐等，一般选择新鲜的时令蔬菜，这种汤比较清淡，餐前、餐后或者用餐时饮用皆可。②浓缩汤，主要是用骨头或者肉类长时间炖出来的汤，比如排骨汤、鸡爪汤等饱和脂肪含量很高的油腻的汤，这类汤含有大量嘌呤，痛风患者不宜食用，同时，这类汤对胃肠道也有一定刺激，胃肠功能虚弱者、老年人、儿童、孕产妇不宜过多进食，建议饭后少量饮用。③用果实类，如苹果、木瓜、雪梨、蜜枣、莲子熬成的汤，或由药材类如当归、人参等熬成的汤，浓稠香甜的，不宜饮用过多，建议餐间喝。

餐前喝清汤，可以为机体补充水分，起到润滑口腔、活跃消化系统的作用，有利于溶解食物，使食物得到更充分的消化吸收。但是如果饮用过量，就会稀释胃液，可能影响正餐食物的消化。所以说，餐前喝汤要适量，对于清淡的汤可以在饭前饮用。

当今饭桌应酬的规矩之一便是饭前将第一杯酒干了，殊不知，这样做会增加代谢负荷。酒的主要成分是乙醇，可以不经酶分解就被肠胃吸收，快速饮用 5 分钟后乙醇进入血液，二三十分钟内即达到血液中酒精的最高值。对于采用胰岛素治疗的糖尿病患者来说，空腹饮酒会引起低血糖反应。

正确的饮酒方法是喝酒前先补充一些食物，主食或者蔬菜都行，摄入一定的蛋白质、碳水化合物，使消化系统活跃起来，这样就能减缓肠胃对酒精的吸收，避免因为饮酒过快造成酒精中毒。

饮料——儿童应少量饮用

饮料，可以在两餐之间饮用，儿童则不宜多饮，因为饮料的渗透压较高，会增加胃肠的负担。如果是低温储藏，储藏温度在 0～4℃，这样的饮料会刺激胃部，可能造成胃痉挛、胃痛等。如果一定要喝，应将饮料从冰箱取出后室温放置接近常温后再饮用。

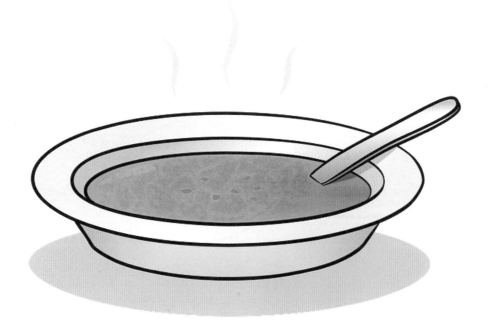

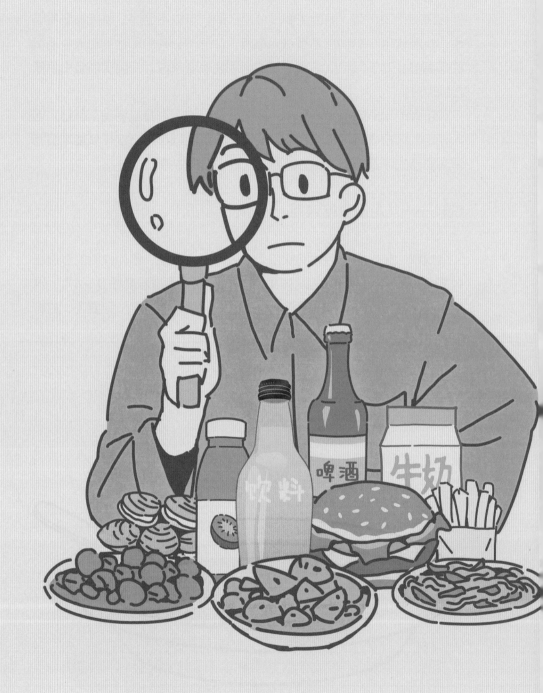

关注食品安全

　　食品安全问题与我们的身体健康密切相关。食品是否安全不仅受食品本身影响，还受个人体质等其他因素的影响。在现有条件下，无法确保一种食品是不是绝对安全。因此，为了吃得安心，我们应该多方面了解食品安全方面的信息，并根据自身情况来选择食品，尽可能让自己和家人吃得放心。

常见的食物污染
有哪些

食物在生产、加工、贮存、运输等过程中，由于环境或人为因素作用，可能使食物受到有毒有害物质的污染，使食物的营养价值和卫生质量降低，给人体健康带来不同程度的危害。常见的食物污染主要有以下三类。

1. **生物性污染**　主要是由有害微生物及其毒素、寄生虫及其虫卵和昆虫等引起的，它们不仅造成食品腐败变质，也可引起食物中毒，主要有细菌、霉菌、病毒等。常见的细菌性污染有沙门菌、变形杆菌、金黄色葡萄球菌等，主要污染食品为肉、蛋、奶、豆制品、饭菜或冷饮，肉毒杆菌主要污染火腿、腊肉、罐头、臭豆腐等，面包、馒头等食物发霉则是由于霉菌的生长。

2. **化学性污染**　主要包括环境对食品的污染（如农药、化肥、工业"三废"），滥用食品添加剂，各种有害金属和非金属，使用有毒的食物容器及包装材料以及其他污染物（如亚硝基化合物、多环芳烃类等）对食品的污染。这类污染情况复杂，是现代人类面临的严重问题之一。值得注意的是，有些污染物，如农药、工业"三废"不仅可以通过水、土壤、空气直接污染食物，还可以沿着食物链，通过生物富集作用达到非常高的浓度，对人体健康造成严重危害。

3. **物理性污染**　通常指食品生产加工过程中杂质超过规定含量，或食品吸附所引起的食品质量安全问题。主要包括：①食品生产、加工、贮存、运输过程中的污染物，如草籽、小石子、金属等。②食品的掺假，如注水肉、奶粉中掺入大量糖等。③食品的放射性污染，主要来自放射性物质的开采、冶炼、生产、应用及意外事故造成的污染。

营养
小贴士

▶ **生活中的重金属中毒**
　　自然界中重金属无处不在，重金属污染是指铬、铅、汞、镉等产生的污染。生活中容易引起重金属中毒的食物有松花蛋、易拉罐饮料、海鲜、某些中草药、动物内脏等，要尽量少吃这些食物。

常见的食物致癌因素
有哪些

2017 年 10 月，世界卫生组织下属的国际癌症研究机构公布的致癌物清单中有 1 000 多种，同时将致癌物分为了 4 种类型：1 类致癌物、2A/2B 类致癌物、3 类致癌物、4 类致癌物。致癌等级比较高的是 1 类致癌物和 2A 类致癌物，很多存在于我们在生活中经常接触的食品中。

1. 黄曲霉毒素　是一种极强的致癌物，致癌毒性是亚硝胺的 75 倍，特别容易引起肝癌、胃癌、食管癌及肺癌等。黄曲霉菌广泛存在于自然界中，花生、玉米、麦类、薯干、大米及豆类等最容易受此菌污染，尤其在温热、潮湿条件下生长繁殖迅速，可产生大量毒素。食用这些霉变食物后，可引起组织细胞癌变。

2. 酒精饮料　饮酒已经被证实是肝癌、食管癌、乳腺癌、结肠癌、肺癌和胰腺癌等发病的重要影响因素。酒精进入人体后，先转变成乙醛，再转变成乙酸，排出体外。可是，乙醛在体内发生化学反应的过程中会直接结合 DNA，引起 DNA 突变，使染色体变异。而且，乙醛还会杀死体内的正常细胞，引发炎症，增加癌变风险。

3. 咸鱼　在经济水平不高的年代，咸鱼是人们餐桌上的一道美味佳肴。咸鱼在腌制过程中会产生大量的致癌物——亚硝胺。亚硝胺是一种强致癌物，可引起人体所有组织器官的癌变，对肝、咽喉、食管、胃危害最大，既可以长期小剂量慢性致癌，也能一次大剂量引发癌变。另外，咸鱼本身要用大量的盐来腌制，长期食用容易导致胃黏膜发生慢性损伤，增加对致癌物的易感性。除了咸鱼外，腐烂的蔬菜、腌菜、咸肉等腌制食品也含有较多的亚硝酸盐，长期食用这些食品，可明显提高肿瘤的发病风险。

4. 苯并芘 属于环芳烃类强致癌物，可以使 DNA 发生突变。据动物实验证实，苯并芘致癌程度超过黄曲霉毒素。苯并芘在熏烤的鱼肉食品和香烟雾中含量较多，是诱发肺癌的元凶。吸烟者的肺癌发病率比不吸烟者高 10 倍以上，而且被动吸烟者也深受其害。

另外，一些不良饮食习惯也会增加癌症发病率，如长期高盐饮食使胃癌发病率明显增加；长期高脂肪、缺少膳食纤维的饮食，会提高肠癌、乳腺癌、前列腺癌的发病率；饮食缺碘，容易引起甲状腺肿瘤；缺乏蛋白质和复合 B 族维生素易引起肝癌和鼻咽癌；吃烫食则可引起上消化道肿瘤，如食管癌；常吃熏烤食物也会导致癌症发生。

营养
小贴士　　▶ 预防癌症的膳食指南

预防癌症的膳食指南：①减少脂肪（饱和脂肪酸和／或不饱和脂肪酸）摄入至总能量的 30% 以下。②常吃水果和蔬菜。③少吃腌制和熏制的食物。④努力减少任何致癌物对食物的污染。⑤饮酒宜适量。

常见食物中毒原因
有哪些

食物中毒的原因有很多，常见原因主要有以下几种。

1. **细菌性食物中毒**　是指吃了含有细菌或细菌毒素的食品而引起的食物中毒，多发生于高温、潮湿的夏秋季，尤其是 6～9 月份。细菌性食物中毒的发生与不同区域饮食习惯有密切关系。

2. **真菌毒素食物中毒**　谷物或其他食物被真菌污染并产生大量毒素可引起真菌毒素食物中毒，如赤霉病麦中毒、霉变甘蔗中毒等。中毒发生主要通过被真菌污染的食品，用一般的烹调方法加热处理不能破坏。

3. **有毒动物中毒**　是指食用动物性食品引起的食物中毒，主要是因为动物体内含有某些毒素，在加工、烹调时没有被清除和破坏，食用后引起中毒，如河豚、生鱼胆、蛇胆、动物内脏等中毒。

4. **有毒植物中毒**　因误食有毒植物，或因种植、贮存、加工方法不当而未能破坏或除去植物性食物中的天然毒素所致，如食用毒蘑菇、苦杏仁、未烧熟的扁豆、发芽土豆、鲜黄花菜等中毒。

5. **化学性食物中毒**　发病率仅次于细菌性食物中毒。主要是因农药、化肥、亚硝酸盐及镉、铅、砷等有毒化学物质大量混入食品所致。这类食物中毒症状比较严重。

如何看待
食品添加剂

食品添加剂的使用历史久远，制作豆腐时使用的卤水（凝固剂），蒸馒头时加入的碱（酸度调节剂），以及烤面包时使用的小苏打（膨松剂），都是最常见的食品添加剂。随着食品工业的发展，科学家也研发了许多新的食品添加剂，以满足食品加工和运输存储过程中防腐、保鲜、改善食品性状和风味等需求。目前，常用的食品添加剂有防腐剂、抗氧化剂、增稠剂、乳化剂、甜味剂、着色剂等20余类。

我国对各类食品添加剂的使用范围和剂量都制定了严格、详细的标准，按规定允许使用的食品添加剂，都经过了全方位的科学、严格的安全性测试和评估。制定食品添加剂的使用限量是按照国际通行的标准。同时，法律还规定只有在技术上确有必要使用的食品添加剂方可列入允许使用的范围。另外，我国目前批准使用的化学合成食品添加剂，都是已经在两个以上的发达国家批准使用的。所以，只要严格按照国家规定的品种和剂量使用食品添加剂，安全性是有保障的。使用食品添加剂掩盖食品腐败变质或质量缺陷，超范围和超量使用食品添加剂，使用未被我国批准的食品添加剂品种等，都属于违规使用食品添加剂的行为，是国家明令禁止的。

既然国家对食品添加剂的使用有严格的规定，为何还会有人谈食品添加剂色变呢？

这主要是因为某些不法商家使用"违法添加物"，比如在乳及乳制品中加入三聚氰胺，提高检测时的蛋白质含量指标；在辣椒粉、辣椒油、辣椒酱、红心鸭蛋等中加入苏丹红，使其变得更红更鲜亮；在腐竹、粉丝、面粉、竹笋等食品中加入吊白块，使其变得更白更有韧性；在酸奶、肉皮冻、果冻等食品中添加工业明胶，起到增加稠度，改善口感等作用……三聚氰胺、苏丹红、吊白块、工业明胶等都是非食用物质，不是国家批准使用的食品添加剂。无论中国还是其他国家，都禁止向食品中添加这些物质。

辐照食品对人体有害吗

食品辐照技术是 20 世纪发展起来的一种灭菌保鲜技术。它利用 γ 射线或高能电子束等电离辐射产生的高能射线对食品进行加工处理，从而达到杀虫、杀菌、保持营养品质及风味、延长货架期等目的。

目前，辐照技术已广泛应用于谷物、豆类、干果、果脯、畜禽肉、水产品、水果、蔬菜等食品。与传统的消毒灭菌方式相比，辐照不会使商品升温、灭菌彻底、不受物品包装和形态的限制、不损害物品的外观品质和内在特性，具有安全可靠、操作简单、应用范围广、节约能源和不污染环境等优势。

但是，大家对辐照普遍存在恐惧心理，很多人担心辐照会改变食品的细胞结构，最终诱发癌变。辐照处理过的食品有没有放射性危险呢？

早在 30 年前，世界卫生组织、联合国粮食及农业组织和国际原子能机构即规定：辐照食品所受辐射线总的平均剂量小于 10kGy 时，这种食品为安全可食用食品，不必进行毒理学试验。美国食品药品监督管理局经过多年研究，也证实经适度辐照的食品不会诱发癌变，不会对人体健康构成危害。反复试验研究证明，依照其所使用的放射线的种类及其剂量，辐照不会也不可能产生额外的感生放射性。因此，辐照本身或辐照食品会变成辐照源并伤害消费者的说法是没有科学根据的。

辐照食品营养成分检测表明，低剂量辐照处理不会导致食品营养品质的明显损失，食品中的蛋白质、糖和脂肪保持稳定，而必需氨基酸、必需脂肪酸、矿物质和微量元素也不会有显著损失。可以认为，食品辐照处理在化学组成上所引起的变化对人体健康无害，亦不会导致食品中营养成分的大量损失。但是高剂量辐照处理所产生的辐照副产物问题仍未被人类所探测到。总的来说，在国家允许的范围和限定的剂量标准内进行的辐照食品，安全性是可以得到保障的。

经过辐照处理的食品，应在食品名称附近标明"辐照食品"，辐照香辛料最小包装上还要有辐照食品标识。

如何看待反季节蔬果

中国有一种传统说法"不时不食"，但是随着农业技术的不断进步，如今一年四季都能吃到全国各地甚至世界各地的蔬菜和水果，使不少人对蔬菜水果的上市时间和时令性颇为模糊，想要准确地说出哪些是时令蔬果、哪些是反季节蔬果，似乎并不容易。

所谓反季节蔬果，是指在温室、大棚等设施条件下生产出来（或在热带地区或国家输入的）的非本地当季的蔬菜和水果。人们普遍认为大棚蔬菜有安全隐患，因为它们在种植过程中使用较多的农药、植物生长激素等，甚至有些种植者为使蔬果提前上市，往往不等蔬果成熟就开始采摘，借助生长激素在运输和销售过程中"催熟"。此外，为了在运输途中保鲜，有些蔬果还可能使用保鲜剂。正是这些添加剂的大量使用引发了人们的忧虑。

反季节蔬果安全与否，主要取决于其种植、运输过程中是否严格遵守国家农产品生产的相关规范。如《中华人民共和国农药管理条例》明确规定了各种农药和生长激素的用药时期、用药剂量和施用安全间隔期。《食品安全国家标准　食品中农药最大残留限量》（GB 2763—2019）也对多种农药在不同食品中的残留限量进行了详尽规定。反季节蔬果本身在种植过程中是有规可依的。只要是严格按照国家标准生产的反季节蔬果，就可以放心食用。

尽管反季节蔬果可能存在种种问题，但不得不承认，我们已经离不开它们。既然离不开，那么更重要的就是学会如何安全健康地食用反季　节蔬菜和水果。

—1—
首选应季蔬果

可能情况下优先选择应季的农产品。不必追求那些不合时宜的水果，不妨等到它们出产的季节再吃。比如说，春天不必一定要吃西瓜，最好等到夏季；秋天不一定要贪吃草莓，因为它在 4～5 月最美味。

—2—
避开长相怪异、个头过大的水果

因为这可能是植物生长激素使用时期不当或擅自提高剂量，导致局部浓度过高而出现的畸形果、裂果等。

—3—
削皮除保鲜剂

尽管皮的营养价值较高，但食用长途跋涉而来的水果或者表皮特别光鲜美丽的水果，一定要注意削皮，因为它们极可能打了蜡，也极可能经过保鲜剂处理。

—4—
多多了解自然

知道食物自然成熟的季节，知道它们本来的正常味道。

为什么生、熟食品
要分开

生食品从生产到食用前的众多环节中，可能被细菌、病毒和寄生虫卵所污染。卫生部门对市场上出售的蔬菜进行抽检发现，即使人们认为比较干净的新鲜番茄，也全都有大肠杆菌污染，有的还带有伤寒杆菌、痢疾杆菌、蛔虫卵及残留农药等。如果蔬菜不新鲜，甚至已腐烂变质，带菌情况就会更严重。生鱼、生肉等生食品也同样如此。

如果把生食品和熟食品，如熟肉、扒鸡、香肠、豆制品、糕点、馒头等混放在一起，由于生、熟食品的接触，生食品上的细菌、病毒和寄生虫卵会污染熟食品，产生交叉污染，食后很容易造成食物中毒或引起慢性疾病。当然，从市场上买回来的一些熟制食品，也常被污染，应彻底加热后再食用。

常见的、容易被人忽视的生、熟不分开的习惯还有将处理过生菜、生鱼、生肉的菜刀、案板或用过的抹布等，未经洗净消毒，再去处理熟食。或者为了图方便、省时间，把切好、配好的生菜、生肉放在盘子里，炒好后再盛在原来的盘子里。另外，在买菜时往往把生、熟食品不经严密包装就混放在一个篮子或网袋里。这些做法都可造成生、熟食品的交叉污染。

总之，为了避免生、熟食品的交叉污染，平时应做到生熟分开：①购买食品时要做到生熟分开。②冰箱中储存食物要做到生熟分开，生熟食品分层放置，记住"上熟下生"的原则。近期要食用的生食建议放在冷藏室的下面两层，需要长时间保存的生食可放在冷冻层，熟食建议放在冷藏室的上面两层，即食的蔬菜、水果放在有独立抽屉的保鲜层，没有保鲜层的要放在生肉等生食上层，生畜禽肉、海鲜要单独放进密封保鲜盒或保鲜袋里，熟食要放进保鲜盒或在碗碟上盖一层保鲜膜，并和生食分格摆放。③加工生熟食品的用具（案板、刀具等）要分开使用，最好备有两套用具，实在没有两套时，应先处理熟食，再处理生食。④食品的盛放用具要做到生熟分开，可以根据自己的习惯，生熟食品使用不同材质或不同花色的用具来盛放，比如生食用金属容器，熟食用陶瓷容器，这样就很容易区分了。

如何降低食物中的农药残留

农产品中的农药残留可以通过放置、洗涤、烹调和去皮等方法去除或减少。

1. **放置** 残留农药会随着时间的延续不断降解，一些耐贮存的，如土豆、白菜、黄瓜、西红柿等，购买后可略放几天，一方面可以使农产品继续熟化，另一方面农药残留会因降解而减少。

2. **去皮** 苹果、梨、柑橘等农产品表皮上的农药残留一般都要高于内部组织。因此，削皮、剥皮是去除农药残留的一个很好的方法。

3. **浸泡洗涤** 残存于农产品表面或外部的农药残留易被水冲洗掉，因此在烹调前，先用水冲洗掉表面污物，用清水泡 10~15 分钟，再反复冲洗 2~3 次，可去除表面的农药残留。

4. **烹调** 高温可使部分农药残留更快降解，青椒、豆角、芹菜、荷兰豆等蔬菜可以先用清水洗净，然后放入沸水中焯 1~3 分钟，再用清水冲洗 1~2 遍，可以帮助去除农药残留。

需要说明的是，无论采用什么方法，要完全清除农产品中的农药残留，特别是已经进入农产品内部组织的少量农药残留都是难以做到的。

霉变食物为什么
不能食用

日常生活中经常会遇到这样的问题：面包、馒头等食品存放时间有些长，边缘长出了绿毛，可发霉的地方不多，将其全部扔掉有些可惜，把发霉的地方切掉剩下的看上去没问题，但吃进去又怕影响健康。

那么，食物发霉了还能吃吗？

可以从两个方面进行判断　一是食物内部的湿度，二是食物的密度。如果密度较大、内部含水量低的食物，发霉部分通常只出现在表面，不太容易扩散到内部。那么，发现硬食物表面发霉，可以切掉发霉部分，并多切掉几厘米，以确保安全。但馒头、面包、蛋糕和酸奶等内部多孔洞的低密度食物，一旦发霉则最好全部扔掉，草莓等质地较软的水果一旦长毛也最好扔掉，因为霉菌可能已经深入到食品内部，看上去没有发霉的地方可能已经变质。

专家建议　①以下食品一旦发霉应全部扔掉：午餐肉、培根、热狗；酸奶、软乳酪；质地软的水果和蔬菜；面包和烘焙制品；花生酱、坚果、豆类；果酱、果冻。②以下食品处理掉发霉部分仍可食用：硬质（风干类）香肠（需要切除表面发霉部分）；硬乳酪（发霉部分周围多切掉至少2.5厘米）；硬质蔬菜（切掉小霉点）。注意切除发霉食物的刀必须清理干净，不要用沾了霉点的刀去切新鲜食品。

另外，生活中有很多发霉食物不能吃，否则可能增加致癌风险。

1. **发霉的瓜子花生等坚果**　发霉的坚果里可能出现黄曲霉，它产生的黄曲霉毒素属于1类致癌物，不仅可能使人急性中毒，长期低剂量摄入也会增加癌症风险。

2. **霉变甘蔗**　霉变的甘蔗外皮没有任何光泽，而且质地比较软，闻起来会有明显的霉味。霉变甘蔗上的节菱孢霉菌会产生神经毒素，直接损害消化系统以及中枢神经系统。轻度中毒患者会出现恶心、呕吐、腹泻及腹部疼痛，甚至会出现黑色大便。严重的会出现神经系统中毒，比如头晕、头痛、抽搐以及吞咽困难等，若没有得到及时治疗可能导致死亡。

3. **长斑的鸡蛋**　当鸡蛋受潮或者被淋湿后，保护膜就会被直接洗掉，大量的细菌入侵，导致鸡蛋变质，鸡蛋表面会出现一些黑斑。长了黑斑的鸡蛋千万不能吃，因为大量的细菌已经侵入鸡蛋里面，容易引起食物中毒。

**营养
小贴士**　▶ **误食霉变食物怎么办**

有时候我们不小心误食了霉变食物，也不必过于担心，如果出现呕吐、腹痛等症状要及时就医，一般食用量不多，都不会对自身健康造成严重损害。另外，不小心吃了发霉食物，要注意饮食清淡，以免加重肠胃不适，还有注意多饮水，减少发霉食物在体内的停留时间，服用一些牛奶也能够减轻霉菌对肠胃的刺激。

如何消除食物中的
黄曲霉毒素

　　黄曲霉毒素是由黄曲霉菌代谢产生的致癌物，是天然污染物中毒性最强的一种化学物质，主要污染粮油食品、动植物食品等，其中以花生和玉米污染最严重。黄曲霉毒素耐热性比较强，在280℃才会发生裂解，一般加热不能杀灭。

　　因此，被黄曲霉毒素污染较重的粮食及食品不能食用，应尽数丢弃。受黄曲霉毒素轻度污染的粮食和食品，可通过剔除霉变颗粒的方法除去其毒素。黄曲霉毒素主要集中在霉变的粮食颗粒中。凡是表面长有黄绿色霉菌或破损、皱缩、变色、变质的花生和玉米颗粒，都有可能被黄曲霉毒素污染，应仔细挑拣，将其剔除。购买坚果、花生、粮食等尽量选择小包装，不要储存太久。食用前，打开包装认真闻一下味道，一旦变味立刻扔掉。切勿食用生霉、破损的粮食和花生。

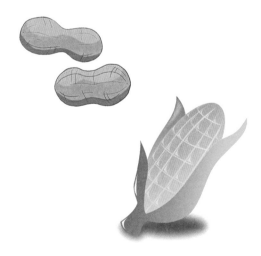

如何安全地储存食用油

　　油是人们每日必吃的食物，食用油看似稳定，实际含有许多"不安因素"，极容易变质，在食品专业词汇中叫作"油脂酸败"，这样的油一般伴随着难闻、刺鼻的哈喇味。

　　如何储存食用油才能保证食用油的安全呢？

　　1. 避光储存　光会促进食用油产生游离基，使得油脂氧化速度加快，所以食用油要放到柜子里，避光储存。

　　2. 避免高温环境　高温会加速油脂氧化，一般来说，温度每升高10℃，氧化反应速度约增加1倍，所以做饭时食用油宜远离灶台。

　　3. 避免金属容器盛装　很多家庭喜欢把大桶油分装到金属罐子里，但金属离子是植物油脂发生氧化酸败的催化剂。所以如果分装宜选择玻璃材质的分装瓶，最好是棕色瓶（可避光）。

　　4. 密封储藏　油脂会与氧气发生自动氧化，所以食用油宜密封保存，拧紧盖，越少接触空气越好。

　　5. 买小桶、勤更换　打开盖子的食用油放置时间越长，越容易坏，所以食用油尽量买小包装的，勤更换食用油。如已买大桶油，可按一周的食用量将油倒入控油壶，再将大桶油用胶带密封好，放在阴凉避光的地方（开封后最好在3个月内吃完）。

　　6. 新旧油、莫混放　如果使用分装瓶盛油，新旧油不要混放，用完旧油，再添新油，否则旧油当中的氧化中间产物会加速新油的氧化，另外装油的瓶子也要定期清洗。

　　食用酸败的油，对我们的健康非常不利，如果食用植物油放置的时间长一些，在食用前，可取1~2滴油放在手心，双手摩擦发热后，闻不出异味（哈喇味或刺激味）方可食用，如有异味建议不要食用。同时注意包装上的保质期。

橄榄油能用来炒菜吗

橄榄油可分为初榨橄榄油、精炼橄榄油、混合橄榄油三大类。初榨橄榄油是指采用机械压榨等方式直接从油橄榄鲜果中制取、无任何添加剂的油品，包括特级初榨橄榄油、优质初榨橄榄油和初榨橄榄灯油（不可直接食用）。精炼橄榄油是以初榨橄榄灯油作为原料，采取一系列精炼工艺制备的橄榄油。混合橄榄油是可直接食用的初榨橄榄油和精炼橄榄油的混合制品。初榨橄榄油营养价值高、产量少，因此价格较为昂贵，而精炼橄榄油和混合橄榄油价格则较低。

有些人认为如果用橄榄油炒菜，会损失其营养成分和保健价值，所以橄榄油只能用来拌凉。更有观点称，橄榄油中富含油酸，在高温下就直接变成反式油酸，有害于健康。

那么，橄榄油怎么吃更健康呢？

一般来说，初榨橄榄油适合生吃，比如拌沙拉等，因为初榨橄榄油未经过精炼，不仅游离脂肪酸多，还含有多酚等抗氧化物质，不适合高温、长时间加热。初榨橄榄油的烟点在190～200℃，跟其他未经精炼的植物油相比，烟点还算比较高的，但仍不适合炒菜。实际上，不仅是初榨橄榄油，各种未经精炼的油都不适合炒菜。精炼后的植物油有更高的烟点，比如花生油、大豆油烟点在230℃以上。经过精炼的橄榄油跟其他精炼的植物油差不多，烟点达到230～250℃，适宜炒或炸，但是精炼的橄榄油其多酚等抗氧化物质和香味成分已被除去了大部分，与其他植物油相比，也就没有显著区别了。

为什么不能
反复使用炒菜油

相信很多家庭都有这样的习惯，就是之前煎炸过食品或炒过菜的油舍不得扔掉，留着下一次炒菜继续用；或者为了省事，认为炒过菜的锅比较干净，就跳过刷锅的步骤，接着炒下一道菜。这些做法看似很节约、很省事，却隐藏着非常严重的健康隐患。

反复使用炒菜油，用剩油继续炒菜，难免要反复加热食用油。食用油经高温加热或反复加热后，油脂中的维生素 A、维生素 E 等营养素被破坏，大大降低了油脂的营养价值。此外，食用油脂在超过 180℃的高温作用下，会发生分解或聚合反应，产生醛、酮、酸、醇、环氧衍生物等许多对机体有害的物质。油温愈高，反复高温的次数愈多，产生的有害物质就愈多。这些物质，有的可能挥发污染空气，人体吸收后会造成危害；也可能滞留于油脂中，破坏人体的酶系统，使人产生头晕、恶心、呕吐、腹泻、呼吸不畅、心率减慢、血压升高、四肢无力等症状。长期食用高温油还可能增加结肠癌、乳腺癌、前列腺癌等恶性肿瘤的发生概率。

剩油再利用可采用以下几种方式。

1. **凉拌菜、拌面条**　在油中加入花椒粒、蒜末、辣椒段等调料，制作出花椒油、蒜味油、葱油、辣椒油等调味油储存起来，在拌凉菜和拌面条时加入，不仅增加口感，还能有效利用回锅油。

2. **拌馅**　包饺子、蒸包子时都会用到食用油，这时候加入炸制食品的剩油，可以很好地增加馅料的香味儿。

3. **焯蔬菜**　焯蔬菜或者煮蔬菜时，加入一勺油，不但能使蔬菜颜色鲜亮、口感爽嫩，还能促进类胡萝卜素等脂溶性维生素的吸收。

4. **炒菜**　炒菜的时候，先放少许的新油炝锅，等待主料快熟将要出锅时，再放一点这样的剩油，既避免过高的温度，也提高了剩油的利用率。

碘盐会引起
甲状腺疾病吗

碘是人体新陈代谢和生长发育必不可少的微量元素，是合成甲状腺激素的主要原料，甲状腺激素参与身体新陈代谢，促进人体（尤其是大脑）的生长发育。

近年来，患甲状腺功能亢进症、甲状腺结节的人越来越多，人们把诱发甲状腺疾病的矛头指向碘盐，认为我们碘盐吃多了。但是，还没有任何科学研究证明碘盐中的碘会导致甲状腺疾病的发生。

在全球范围内，无论是否采取补碘措施，碘摄入量是否增加、稳定或下降，甲状腺癌的发病率都在增加，并且主要以微小癌增加为主。甲状腺癌发病率上升，主要原因是随着人们生活水平的提高，高脂肪、高热量饮食等不健康的生活方式增多，使包括甲状腺癌在内的多数肿瘤发病率都在上升。甲状腺癌还与遗传因素、自身免疫性以及和神经因素有关。工作压力大，长期处于应激状态的人属高发人群。

当前我国居民整体处于碘营养适宜状态。尽管如此，特需人群还面临碘营养缺乏的风险，如妊娠妇女、哺乳妇女、婴幼儿（出生后至36月龄内）等，儿童青少年是碘缺乏病防治的重点人群，在日常生活中这部分人群尤其应该注意充分补碘。妊娠期和哺乳期妇女对碘的需要量明显高于普通人群，必须及时补充适量的碘，应选择加碘食盐，并鼓励摄入含碘丰富的海产食物，如海带、紫菜等。

**营养
小贴士**

▶ 购买、保存和使用加碘食盐注意事项

加碘食盐中的碘化物在潮湿、高温和酸性环境下容易发生化学反应，转变为分子碘挥发损失，所以在购买、保存和使用加碘食盐时应该注意下面一些问题：①购买小包装和印有指定标识的加碘盐，一次购买不宜过多，存放时间不宜太长。②存放在阴凉、干燥、远离炉火的地方，最好避光保存。③为减少碘损失，菜品出锅时再放盐。

食盐中的亚铁氰化钾
有毒吗

大家都知道氰化钾是一种剧毒物质，但是我们购买食盐的时候会发现，配料表中却含有亚铁氰化钾，有人认为，这个物质有毒不能食用，但为什么会明确标注在食品标签上呢？亚铁氰化钾究竟是何物？它真的有毒吗？

亚铁氰化钾是一种常见的食品添加剂，属于抗结剂。抗结剂主要作用是为了防止颗粒或粉状食品聚集结块，常出现在各种干粉中，如蛋白粉、咖啡粉等。抗结剂对于食盐尤其重要，因为食盐非常容易吸潮结块，而且结出的块很硬，难以打散，抗结剂的加入，可使微细的食盐颗粒保持良好的分散状态，方便使用。由于亚铁氰化钾可溶于水，使用量低、均匀、抗结效果好，因此食用盐生产企业首选亚铁氰化钾作为抗结剂。

很多人闻"氰"色变，因为氰化钾是一种剧毒物质。所以，当看见食盐的配料表里出现"氰化钾"三个字就轻易相信了谣言。亚铁氰化钾和氰化钾是两种物质，两者的化学结构不同，其毒性更是相差千里。亚铁氰化钾又叫"黄血盐钾"，是一种食品添加剂；而氰化钾剧毒，属于危险化学品，国家有严格的管控措施，没有公安部门的使用证明材料根本买不到，市场上也没有销售。

有些人担心亚铁氰化钾会在烹饪中分解，释放出剧毒的氰化钾。其实不然，氰化钾里面的氰根可以游离出来产生毒性，但亚铁氰化钾中的氰根与铁离子结合得很紧密，化学性质很稳定，不会释放有毒的氰化物。理论上，亚铁氰化钾在高温下可以分解产生氰化钾，但这个温度至少要达到400℃，而一般家庭烹饪的温度并不会达到这么高。

　　按照我国《食品安全国家标准　食品添加剂使用标准》（GB 2760—2014）规定，亚铁氰化钾在盐及代盐制品的最大使用量为10毫克/千克。也就是说，1千克食盐所含的亚铁氰化钾至多0.01克。

　　至于亚铁氰化钾的慢性毒性，根据世界卫生组织和联合国粮食及农业组织的数据显示，亚铁氰化钾的终生安全剂量是每千克体重0.025毫克。也就是说，对于一个体重60千克的成年人，即使每天摄入1.5毫克（60千克×0.025毫克/千克体重）亚铁氰化钾，也不会对身体健康产生影响。中国居民膳食调查表明，我国居民人均每天盐摄入量为10.5克，按照国家标准，其中含有亚铁氰化钾0.105毫克，就算乘以2也只有0.21毫克，远低于世界卫生组织规定的1.5毫克。可见不管口味多重，我们每天从食盐中得到的亚铁氰化钾距离"安全上限"都还很遥远。

　　综上所述，亚铁氰化钾是合法的食品添加剂，经过了国际权威机构的安全性评估，只要是合规使用，其安全性就有保障，大家不必担心。

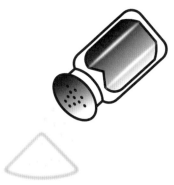

有哈喇味的坚果类食品
还能吃吗

一般情况下，坚果保质期在 6~8 个月。但无论放置多久的坚果，只要有哈喇味，最好就不要吃了。哈喇味是坚果类食品含有的大量不饱和脂肪酸在紫外线、氧气等的综合作用下发生氧化，产生的一种酸败变质现象。坚果中的脂肪酸产生了酸败，一方面使坚果的味道变差，产生辛辣味；另一方面其产物，如醛类、酮类等还会威胁身体健康。

食用有哈喇味的坚果会导致中毒，临床表现以胃肠病状为主，有的患者会出现头晕、头痛、腹胀、腹泻、腹痛、恶心、呕吐等症状。长期食用会使体内某些代谢酶系统遭受损伤，还可能促使大脑早衰，对心脏也有不利影响。

坚果类食品保存不当或存放过久都会导致其中的油脂发生氧化；生产过程中，操作工艺控制不当，加工温度过高，持续时间久，也会导致油脂加速氧化；产品包装不符合要求，受温度、湿度、空气、光线等影响都是促使油脂氧化加速导致产生哈喇味的原因。

由于坚果成本较高，有些不良商家可能会把变质的坚果通过盐、糖精、香精等进行调味，试图掩盖变质坚果的怪味再行销售。因此，如果口味不是特别挑剔，尽量挑选原味、清炒的坚果，这类坚果更易通过气味辨别是否发生酸败变质。

因此，买坚果要选择正规厂家、大品牌的会更有保障。另外，一次不要购买太多坚果。如果短时间内吃不完，建议在开封后尽快把坚果分装，一定选择密封的玻璃瓶或者铁盒储藏，避光置于阴凉干燥处保存，如果室内温度高，可以密封后放冰箱冷藏。这样可以减少坚果与紫外线、空气以及水分的接触，避免发生氧化。如果购买的是散装坚果，在装罐前还要先将坚果摊开进行充分地晾干。

土豆发芽
怎么办

　　土豆的营养成分丰富而齐全，尤其富含钾、维生素 C、膳食纤维等。但是土豆在贮存过程中，容易长芽，发芽的土豆是不宜食用的。

　　因为土豆中含有微量的、具有毒性的含氮甾类生物碱，叫作龙葵素。对于土豆来说，这种生物碱是它自我保护的厉害"武器"，具有抗病、抗虫、抗霉菌作用，并起到防止其他动物啃食马铃薯幼芽的作用。

　　正常情况下，土豆中的龙葵素含量很低，每 100 克仅有 2～10 毫克，不至于引起中毒。但土豆在存放过程中会发芽，皮会变成青色或紫绿色。这时在皮内和芽眼处的龙葵素含量大大增加，每 100 克土豆所含的龙葵素可增加到 600 毫克。如果一次吃进 30 克已发芽变青的土豆（约含龙葵素 200 毫克），经过 15 分钟～3 小时内就可发病，主要表现为咽喉抓痒感或烧灼感，上腹部烧灼或疼痛，并有恶心、呕吐、腹痛、腹泻等症状，严重时会出现神经系统症状，如瞳孔放大、兴奋惊厥，极个别者可因心脏衰竭、呼吸中枢麻痹而致死。症状较轻者，经过 1～2 小时会通过自身的解毒功能自愈；症状较重者，应尽快到医院去接受洗胃或导泻以排出毒素。

　　龙葵碱对热不稳定，加热情况下可分解。因此，对于发芽程度不高的土豆，可深挖掉发芽部分及芽眼周围，并削去土豆皮以及青紫变绿的部分，加水浸泡半个小时以上后彻底煮透再吃。此外，龙葵碱遇醋易分解，因此在加工时可适当加些醋，以破坏掉其中的毒素。对于那种发芽较多，或大部分变青色的土豆就别再吃了，直接扔掉。孕妇经常食用生物碱含量较高的薯类可能会导致胎儿畸形。因此，孕妇不要吃长期贮存、发芽的土豆，尤其是妊娠早期的妇女。

　　为了防止发芽，土豆应贮存在低温、通风、无直射阳光的地方。在购买土豆时应注意观察土豆的外观和颜色，不要买发芽和变青的土豆，买回来之后要尽快吃掉，不要长期贮存。

为什么豆浆必须
煮熟煮透

　　豆浆味美可口，营养丰富。但饮用未煮沸的豆浆，可引起中毒。因为生豆浆中含有抗胰蛋白酶、皂素等有害成分。抗胰蛋白酶影响蛋白质的消化和吸收，皂素刺激消化道，可引起呕吐、恶心、腹泻。所以，一定要将豆浆煮熟煮透。

　　值得注意的是，生豆浆煮到 80～90℃的时候，会产生"假沸"现象，这是因为生豆浆中的皂甙受热膨胀，出现大量的白色泡沫造成的。这时，很多人会误以为豆浆已经煮熟。实际上，此时的温度还不能清除豆浆中的有害物质。如果此时停止加热，喝这样的豆浆有"中毒"风险。因此，自制豆浆时，应该在大火煮沸后转小火，再煮 5～10 分钟后起锅食用。如果用豆浆机，通常不会有问题。另外，市场上销售的豆粉，出厂前已经过高温加热处理，饮用豆粉冲的豆浆不会引起中毒。

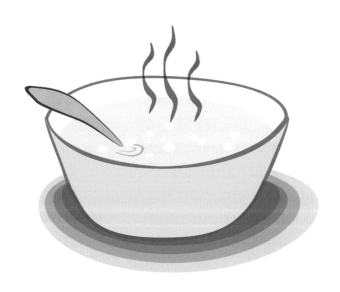

怎样安全地 吃腌菜

　　腌雪里蕻、腌圆白菜、腌大白菜等长期以来深受人们欢迎，但经常有人说腌菜不健康，会增加致癌风险，这是真的吗？怎样才能安全地吃腌菜？

　　传说腌菜会致癌，是因为腌菜内含有大量的亚硝酸盐，长期过量食用会增加致癌的风险。新鲜蔬菜本身亚硝酸盐含量是极少的，但在生长过程中，由于其吸收了来自土壤中的氮和人工施放的氮肥，因此蔬菜内会含有大量的硝酸盐。硝酸盐本身没有毒性，但是在蔬菜储藏或被细菌污染的过程中，就会转化为亚硝酸盐，当亚硝酸盐进入到人体内后，会在胃酸环境下转化成亚硝胺。这就是所谓的"腌菜致癌"说法的来源。

　　腌菜内含有的亚硝酸盐含量是否过高，与腌制使用的菌种、腌制时间的长短、食盐浓度、温度等因素有着密切的关联。用纯乳酸菌或醋酸菌接种的方法可以很好地控制腌菜中的亚硝酸盐含量，但这需要生产企业有足够的技术支持和生产条件。一般来说，腌菜中的亚硝酸盐含量在腌制的 3~15 天会达到高峰，然后又会慢慢地下降；温度高而盐浓度低的时候，"亚硝峰"出现就比较早；反之温度低而盐浓度高的时候，"亚硝峰"出现就比较晚。当腌制时间超过 20 天后，一般可以达到安全水平。真正需要警惕的应该是短期腌制蔬菜，也就是所谓的"暴腌菜"，腌制时间只有两三天到十几天，亚硝酸盐浓度还处在一个较高水平。所以，不要以为自家腌制的菜就一定安全，只有腌制时间达 20 天以上才能放心取出食用。

　　腌菜时不妨加点葱、姜、蒜、辣椒汁、柠檬汁，这些物质都能降低亚硝酸盐的含量，如蒜汁中的有机硫化物、柠檬汁中的维生素 C 和其他还原性物质都能够阻断亚硝酸盐合成亚硝胺致癌物。

此外，从营养角度来说，吃腌菜时要注意盐、糖超标问题，因为盐和糖是腌菜的主要原料。糖腌菜不会产生有毒物质，但要想长期保存，糖的含量要达到 65% 以上，这样就会带来高糖、高热量的问题。盐腌菜要想长期保存，盐含量也要达到 15% 左右，口味太重也容易使血压升高。

大量吃盐腌菜还会增加胃癌的风险，高盐分会使胃黏膜表面失去黏液层的保护，使其直接受到食物中各种因素的损害，促进胃癌发生。腌菜中含有膳食纤维和一定量的钙、镁、钾等矿物质，乳酸发酵和醋酸发酵也可以产生少量 B 族维生素，但与新鲜产品相比，腌制过的蔬菜水果的营养素有较大损失，从营养健康角度来说，还是吃鲜菜鲜果更好一些。

不过，对腌菜风味的热爱和对健康营养的追求，也并非不可协调。首先，要合理制作保证安全，如果用腌菜代替食盐，不仅比直接放盐增加一些矿物质和膳食纤维的摄入，还可用腌菜来增加风味，减少味精、鸡精的使用。其次，保证吃腌菜不影响新鲜蔬菜的摄入量。

最后特别提醒，吃腌菜就要相应减少烹调时的加盐量，保证一餐当中的总盐量不增加。

如何食用海鲜更安全

海产品因富含优质蛋白质、脂类、维生素和矿物质，且味道鲜美受到大家的喜爱。但是食用海鲜要注意适量适度，不宜多吃，还要警惕肠道疾病和食物中毒，这是因为海产品营养丰富，水分含量高，容易发生腐败变质，且容易受到副溶血性弧菌的污染。

食用海鲜前要先进行预处理，不同的海产品处理方法不同。

海鱼在吃前一定要洗净，去净鳞、腮及内脏，无鳞鱼可用刀刮去表皮上的污腻部分，因为这些部位往往是海鱼中污染成分的聚集地。

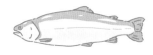

海鱼

贝类在煮食前，应用清水将外壳洗擦干净，并浸泡在清水中 7～8 个小时，这样，贝类体内的泥、沙及其他脏东西就会吐出来。

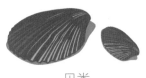

贝类

清洗虾蟹并挑去虾线或用饱和盐水浸泡数小时后晾晒，食用前用清水浸泡清洗后烹制。

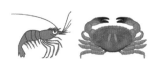

虾蟹

新鲜的海蜇含水多，皮体较厚，还含有毒素，可用食盐加明矾盐渍 3 次，使鲜海蜇脱水 3 次，毒素随水排尽后可食用；或者清洗干净，用醋浸泡 15 分钟，然后热水焯后食用（100℃沸水中焯数分钟）。

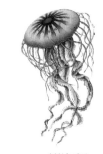

鲜海蜇

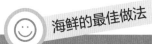 **海鲜的最佳做法**

　　1. 高温加热　细菌大都很怕热，所以在烹制海鲜时，一般用急火熘炒几分钟比较安全；螃蟹、贝类等有硬壳的，则必须彻底加热，一般煮、蒸 20～30 分钟才可食。

　　2. 与姜、醋、蒜同食　姜、醋、蒜本身有杀菌作用，对于海产品中残留的有害细菌也起到了一定的杀除作用。

　　3. 酥制　将鱼做成酥鱼后，鱼骨、鱼刺就会变得酥软可口，连骨带肉一起吃，不仅味道鲜美，还可提供多种营养物质，特别是鱼骨中的钙是其他食品所不能及的。

 海鲜的不当做法

　　1. 生吃　生鲜海产中往往含有细菌和毒素，生吃易造成食物中毒，而且海鱼中含有较多的组氨酸，当受到细菌污染时，组胺酸可被脱羧产生组胺，极易导致过敏。

　　2. 熏烤　熏烤的温度往往达不到海鲜杀菌的要求，而且只是将表面的细菌杀死，中心部分还是存在虫卵。

　　3. 涮食　为求材料鲜嫩，火锅涮食时间极短，而半生不熟的海产品中，寄生的虫卵不能被杀死，食用后被感染的概率高。

　　4. 腌渍　用糟卤、酱油、烧酒等腌制或炝制海鲜，不具备杀灭海鲜中细菌的功能，即使腌制 24 小时后仍有部分虫卵存活，这样制法的海鲜几乎等同于生吃，可能危害健康。

　　虽然海鲜美味，但以下几种人群不宜食用海鲜：①血脂偏高者。螺贝蟹类，尤其是蟹黄，胆固醇的含量很高，胆固醇和血脂偏高的人们应该注意少吃或者不吃这类的海产品。②痛风患者。海鱼、海带、海菜等海产品中，含有较多的嘌呤，患者常食将加重病情。③过敏体质者。海鲜食物，如海带、虾、鱼等富含组氨酸，进入人体后会引起过敏反应。轻者表现为皮肤风团（荨麻疹），有剧烈的痒感或烧灼感，重者出现过敏性哮喘、过敏性紫癜等。

木耳泡发后
可以放多久

木耳质地细嫩、滑脆爽口是一种质优味美、营养丰富的食用菌。它富含矿物质，尤其含铁量较高，对预防心血管、脑血管疾病有一定的功效。

很多人总是先用热水泡发木耳，认为这样木耳发得快，炒菜好用，这种做法并不好。在发制时用凉水浸泡是一种渐渐地渗透作用，可使木耳恢复到生长期的半透明状。如用热水发木耳，虽然缩短了泡发时间，但是会使木耳质地不佳。用凉水发木耳每千克干木耳可出 3.5~4.5 千克，且脆嫩，吃起来爽口。热水发木耳每千克干木耳只能出 2.5~3.5 千克，且口感绵软发黏，也不易保存。一般提前 3~4 小时用凉水泡发即可。

木耳本身并不含有毒素，但其所含的营养成分可以成为细菌的培养基，干的时候微生物没法生长，一旦泡水，在环境温度较高的情况下，就容易给细菌的繁殖提供养料。运气不好的话，可能会增殖出一种叫作"椰毒假单胞菌"的致病菌，它会产生一种叫作"米酵菌酸"的毒素，其毒性非常凶猛。一旦中毒，轻则恶心呕吐、腹痛腹胀等，摄入量少还能恢复健康，如果摄入量多，则可能出现黄疸、腹水、皮下出血，乃至惊厥、抽搐、血尿、血便等情况，可能导致人体多器官功能衰竭，还没有特效药，中毒病例的死亡率高达 50% 以上！最可怕的是，这种毒素非常耐热，木耳认真清洗过，又在沸水中焯烫过，毒素还是没法完全去掉。

因此，泡发木耳时，一定要先清洗干净，然后使用干净的容器和水来泡。即食即泡，不要一次泡发过多。泡发后一定要尽快吃完，泡好后在冰箱里储藏也不要超过 24 小时。如果泡发后 24 小时吃不完，建议分装在保鲜袋里，放冷冻室保存。

**营养
小贴士**　▶ **新鲜木耳不宜食用**

因为新鲜木耳中含有一种卟啉类光感物质，这种物质对光线敏感。它被摄入人体内，会随血液循环分布到人体表皮细胞中，再受太阳照射后会引发日光性皮炎，暴露部位易出现瘙痒、水肿、疼痛，甚至发生坏死。这种有毒感光物质很容易被咽喉黏膜吸收，导致咽喉水肿，严重者可发生呼吸困难，甚至危及生命。木耳干燥后，所含的卟啉类光感物质自行消失，并失去毒性。

食用生姜应注意哪些问题

俗话说"冬吃萝卜夏吃姜，不用医生开药方"。生姜既可为菜，亦可调味，更可药用。在我国食用、药用生姜已有悠久历史，那么，生姜有哪些食用和药用价值呢？

生姜含有多种营养成分，包括蛋白质、膳食纤维及钙、磷、铁和各种维生素。此外，生姜还含有挥发油、姜辣素、树脂等多种成分。生姜特有的辛辣芳香味，与其所含的姜辣素和挥发油有关，使生姜具有较好的食用和药用价值。生姜作为调料，辛辣芳香。炖鸡、鸭、鱼、肉时放些姜片，可使肉味醇香；做糖醋鱼时用姜末兑汁，可尝到一种特殊的甜酸味；将姜末与醋相兑，用来蘸食清蒸螃蟹，不仅可去腥尝鲜，而且可借助姜的热性平衡螃蟹寒凉伤胃的副作用；将冰冻的肉类、禽类和海味、河鲜在加热前先用姜汁浸渍，可起到反鲜的妙用。

中医认为，生姜味辛、性温，有解表、散寒、温胃、解毒等功效，可用于风寒感冒、咳嗽多痰、胃寒呕吐等症。生姜中所含的姜辣素对心脏和血管有刺激作用，能使血管扩张，血流增加，全身产生温热，同时使汗毛孔张开，排出汗液，带走多余的能量，促使毒素外排，故生姜有解毒作用。姜辣素还可刺激味觉神经和胃黏膜，反射性地使消化道充血、蠕动增加、消化液分泌增多，提高小肠的吸收功能，故有健胃、止呕、促进消化的作用。

生姜日常使用需要注意以下事项。

1. 生姜不可多食，否则会引起口干、喉痛、便秘等。

2. 烂姜不能食用，因腐烂的生姜会产生一种毒性很强的有机物——黄樟素。在动物实验中，黄樟素能诱发肝癌和食管癌。有人认为"烂姜不烂味"，这种认识是错误的。

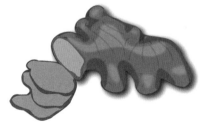

生吃三文鱼会感染寄生虫吗

三文鱼因其肉质鲜美、营养丰富，受到了更多的关注。网上曾流传"生吃三文鱼有风险""生吃三文鱼容易感染寄生虫"的说法，三文鱼到底能不能生吃呢？

大家都知道生吃三文鱼比较流行，人们习惯蘸酱油、芥末、醋等调料或顺带喝些酒。有人认为这样就能杀死鱼肉中的寄生虫，其实不然。以上几种调料中杀虫能力最强的是白酒，但是至少也要浸泡十几分钟才能杀死三文鱼中常见的异尖线虫幼虫。其他调料所需的时间就更长了，例如，想靠醋来杀死异尖线虫幼虫，得泡上好几天，毕竟幼虫要有很好的抗酸能力，才能通过胃液的考验寄生到人体里。杀死寄生虫最简单的办法就是高温。如果要生吃，有一个比较有效杀死寄生虫的方法，那就是冷冻。为了能杀死鱼肉中的异尖线虫幼虫，美国和欧盟的食品药品管理机构对鱼肉上市售卖之前的冷冻除虫处理做出明确规定，美国食品药品监督管理局要求在 $-35℃$ 冷冻 15 小时，或在 $-20℃$ 冷冻 7 天后食用，欧盟则要求在 $-20℃$ 超过 24 小时。欧美国家政府机构并不赞成民众直接生食新鲜鱼肉，一般建议加热到 $63℃$ 以上，以免感染寄生虫。

目前，正规市场上作为刺身贩售的三文鱼，90% 以上都是从挪威进口的，都经过国家进出口检疫部门的把关，所以寄生虫问题并非普遍现象。相对于寄生虫而言，鱼类在运送、加工中被微生物污染的概率更高，更需要引起关注。

此外，寄生虫和微生物与鱼肉组织有着明显的区别，因此在挑选、食用三文鱼时，可观察鱼肉上是否有凹凸的疙瘩，判断鱼肉是否被寄生虫污染。

任何生物都有可能被寄生虫污染，生吃任何海产品都会存在一定风险，想要完全吃得放心，最好还是吃熟食。生吃时，海鲜中的硫胺素酶能破坏食物中的维生素 B_1。其次，适度加热不仅不会使三文鱼中的蛋白质、不饱和脂肪酸受到破坏，反而更有利于蛋白质的消化吸收。由此可见，从食品安全、营养素保留两方面而言，生吃都不是三文鱼最佳的食用方式。在权衡了食品安全风险并考虑了对口感的追求之后，为了尽量保留鱼肉的营养价值，建议大家可以选择健康、低温的烹调方式来加工三文鱼，譬如只使用少量油脂煎成的轻煎三文鱼，或者采用涮煮的方式短时间加热三文鱼片。

什么鱼容易
有机汞超标

汞俗称"水银",是一种普遍存在于环境中的重金属元素。汞及其化合物属于剧毒物质,在大气中具有停留时间长、能远距离扩散的特点。汞的这一特殊性质导致其可以被传输到距排放源很远的区域,甚至可传输到远离任何排放源的北极地区。因此,汞被列为全球性污染物,受到各国政府的高度关注。

海洋的汞污染主要由人类活动造成,来自氯碱、塑料等工业排放的废水。汞在水环境中存在于水体、沉积物、湿地土壤中,并从无机汞转化成毒性更大的甲基汞,积存在海洋鱼类、贝类、海藻等动植物体内,经食物链进入人体,引起中毒。甲基汞是毒性最强的汞形态,可损害人体神经系统,尤其是发育中的脑部。摄取大量甲基汞会影响胎儿脑部发育,对成人则会损害其视力、听觉、肌肉协调性和记忆力。

联合国粮食及农业组织和世界卫生组织食品添加剂联合专家委员会规定,甲基汞的安全摄入量暂定为每人每周可容忍摄入量为 1.6 微克 / 千克体重。孕妇和正值生育年龄妇女的甲基汞摄入量不应超出暂定每周可容忍摄入量。

汞含量和鱼生活的海水深度没有关系,和食物链的位置关联较大。人们说的汞中毒指的是有机汞中的甲基汞,由无机汞经过细菌、微生物转化而来,甲基汞不论在人体或鱼类身体中都很难代谢,在水中会被植物吸收,小鱼吃植物,大鱼再吃小鱼,因此食物链上端的鲔鱼、旗鱼、鲑鱼、吞拿鱼、金目鲷、剑鱼等大型鱼类,汞含量会比小鱼多,其中又以鱼皮、内脏、脂肪最容易累积。而鲨鱼作为海洋"霸主",是公认的汞含量最高的海洋鱼类。

如何远离食物中的 亚硝酸盐

在生活中常见的亚硝酸盐有亚硝酸钠（$NaNO_2$）和亚硝酸钾（KNO_2），为白色或微黄色结晶或颗粒状粉末，无臭，微咸涩，易潮解，易溶于水，与食盐极为相似，因此被称为"工业食盐"。亚硝酸盐是广泛存在于自然环境中的化学物质，特别是在食物中。自然界很多食物包括粮食、鱼类、蛋类、蔬菜、肉类中都含有亚硝酸盐，蔬菜中的亚硝酸盐的平均含量大约是 4 毫克 / 千克，肉类约 3 毫克 / 千克，蛋类约 5 毫克 / 千克，豆类可以达到 10 毫克 / 千克。

亚硝酸盐是各国许可使用的食品添加剂，在食品生产中用作食品着色剂和防腐剂，主要用在肉制品当中，起到发色、防腐和改善风味的作用。我国食品添加剂使用卫生标准规定，在肉制品中亚硝酸盐的使用量不得超过 0.15 克 / 千克；以 $NaNO_2$ 为例，在酱卤肉制品和腌腊肉制品中的残留量不得超过 30 毫克 / 千克，肉罐头中不得超过 50 毫克 / 千克，在西式火腿类中不得超过 70 毫克 / 千克。

哪些食物中的亚硝酸盐含量高呢？

1. **熟肉制品** 亚硝酸盐可以让肉类煮熟后颜色粉红、口感鲜嫩，且能明显延长保质期，因此，各种肉制品烹调中都免不了要加入亚硝酸盐。鸡肉煮熟之后应当是白色或灰白色的，猪肉应当是灰白色或浅褐色的，而本来红色的牛羊肉应当变成浅褐色至褐色。如果颜色是粉红色的，而且这种粉红色从里到外都一样，那么多半是添加了亚硝酸盐发色。

2. **放置时间过久的炒菜** 蔬菜中含有较多的硝酸盐类，煮熟后如果放置时间过久，在细菌的分解作用下，硝酸盐便会还原成亚硝酸盐。蔬菜放的时间越长，产生的亚硝酸盐就越多。因此，要尽量少吃或不吃放置时间过久的炒菜。

3. **腌菜**　腌制蔬菜除了盐含量过高外，亚硝酸盐或亚硝胺含量也高，长期过量食用对人体健康不利。

4. **干制海鲜食品**　如虾皮、小鱼、鱿鱼丝、鱼片干、咸鱼、腌肉、咸肉等都含亚硝酸盐，是亚硝胺的密集来源，常吃会增加致癌危险。吃海鲜干货一定要控制数量。

夏天为什么容易发生细菌性食物中毒

细菌性食物中毒是指人吃了被细菌及其毒素污染的食物而引起的一种急性疾病。其症状特点是在进食后短时间内发生呕吐、腹痛、腹泻等，可伴有发热、全身不适等，但持续时间短。最快的发病时间是在进食后半小时，一般在 1～3 小时后发病。

夏季气温高、湿度大，细菌繁殖迅速，食物易腐败变质，再加上人的消化道抗病能力减弱，故易出现细菌性食物中毒，严重者会危及生命。

常见的食物中毒有如下几类。

1. 沙门菌食物中毒

此菌主要污染动物性食品，如肉、蛋类，一般吃后 12～24 小时发生呕吐、腹痛、腹泻，有黄绿色水样便，有时带脓血，多数患者发烧在 38℃以上，重者甚至抽搐昏迷。引起中毒的食物大多是肉类和蛋类，而且有大量沙门菌污染的肉、蛋常常没有变色、变味，很容易被忽视。另外，未煎熟的荷包蛋和冲食蛋花汤也可引起感染。

2. 副溶血性弧菌食物中毒

人吃了被该菌污染的食物后，9～20 个小时内就可发病，临床表现为呕吐、腹痛、频繁腹泻，一般为水样或血样便，部分患者因畏寒发烧，出现脱水现象。据调查，此中毒多是吃了被嗜盐菌污染的未煮熟煮透的咸肉、海产品等引起的。也可能是盛放过鱼虾的容器或切过生鱼的刀板被污染而引起的。

3. 金黄色葡萄球菌食物中毒

这种致病菌分布甚广，如空气、水、土壤、不洁乳类和淀粉中，以及有上呼吸道感染或化脓性皮肤病的人带有此菌。食物污染后很快产生肠毒素，这种毒素能耐高温，在100℃的条件下60分钟才能杀灭。吃了带有肠毒素的食物，2~4个小时就可发病，主要症状为恶心、剧烈反复呕吐、上腹疼痛、腹泻，但体温正常，多数人在1~2天即可痊愈。致病食物多为含蛋白质和淀粉比较丰富的食物，如肉类制品、剩米饭、糯米饭、熏鱼、乳及乳制品冷饮等。

4. 肉毒杆菌毒素中毒

此菌的芽孢很耐热，在土壤、淤泥、粪便中可生存。它污染食物后，在不透空气的条件下生长繁殖并产生毒素。这种毒素毒性很强，可以侵入中枢神经，中毒后没有胃肠道症状，而是头痛、头晕、视力模糊、吞咽困难，直至呼吸肌麻痹引起死亡。能引起中毒的食物主要是污染的罐头食品、豆浆、臭豆腐、腊肠等，患病后必须进医院救治。

预防细菌性食物中毒，根本措施是把好"病从口入"关，注意饮食卫生。食物要新鲜、干净，不吃腐败、变质的食品和病死的畜禽肉。剩饭和鱼、肉、蛋等食品，吃之前必须蒸熟煮透。凉拌菜一定要洗净，多吃些醋、姜、蒜等。生肉、熟肉要分类存放和加工，变味的饭菜均不能食用。一旦发生食物中毒，要立即到附近正规医疗机构进行救治，不可自行乱服药物，以免延误病情。立即停止食用可疑食品，及时向当地卫生行政部门报告，并妥善保存可疑食品或患者呕吐物和排泄物及相关票据，以备有关部门及时查处。

如何正确食用
动物内脏

很多人喜欢吃动物内脏，像卤煮、爆肚、熘肝尖、熘肥肠等，但是又有很多担忧，怕动物内脏胆固醇和脂肪含量太高、含有污染物质等。那么，事实到底是怎样的呢？

一些不喜欢食用动物内脏的人，视动物内脏为"垃圾""下水"，主要有以下几个原因。

1. **传统习惯使然** 从人们开始食用动物性食物开始，就认为肌肉部分是我们的主要食用部位，而动物内脏都是"废物"，应该弃之。加之动物内脏多数都有不太愉快的味道，这也是让很多人讨厌它们的原因。

2. **残留毒物或污染物** 因为动物内脏，尤其是肝脏，是重要的代谢器官，同时也是重要的解毒器官。体内各种物质代谢都要在肝脏进行，包括食物中的有毒物质及污染物都要在肝脏内进行解毒，而肾脏负责把废物及水溶性的毒物排出体外，因此难免有一些毒物或污染物会残留在内脏中。

3. **动物内脏中的胆固醇高** 很多人认为蛋黄中的胆固醇高，但是同等重量的情况下，猪脑中的胆固醇含量是蛋黄的 7 倍。而同种动物的肝脏胆固醇含量则为肌肉部分的 3 ~ 4 倍。

但是，动物内脏并非一无是处，它也具有很好的营养价值。

1. **微量元素丰富** 动物内脏富含铁、锌、硒等多种微量元素，尤其是铁，且是利于人体吸收的血红素铁。缺铁性贫血是我国广大居民主要贫血类型。动物内脏是补铁的最佳食物来源。

2. **维生素 A 丰富** 我们常听人们说吃猪肝明目，就是源于其中含有丰富的维生素 A，它是构成人体视觉细胞感光物质的重要成分，可以保护视力，同时也能维持上皮细胞的完整性，让我们的皮肤更光滑、细腻。

3. 维生素 B$_2$ 丰富　很多年轻人都会出现口角炎或是脂溢性皮炎，就是体内缺少维生素 B$_2$ 导致的，而动物内脏中的维生素 B$_2$ 很丰富，可有效预防维生素 B$_2$ 缺乏。

4. 蛋白质丰富　动物内脏的蛋白质含量很丰富，尤其是肝脏，其蛋白质含量与瘦肉部分不相上下。对人体来说都是优质的蛋白质来源。

那么，我们应该如何正确食用动物内脏呢？

首先，必须煮熟煮透。一些饭店现在流行吃带血丝的肝脏，认为吃起来更嫩，这种吃法是很危险的，没有熟透的内脏很可能有毒素残留，甚至引起中毒。采用长时间高温高热焖煮的方法要比爆炒来得更安全。

其次，清洗浸泡。动物内脏一定要反复、彻底清洗干净，以防毒素的残留。长时间浸泡可以帮助去除毒素，对于一些可以切成片的内脏，切片后再浸泡更好。

最后，适量食用。动物内脏虽然营养价值很高，但也具有一定的安全隐患及高胆固醇的风险，因此食用要适量。

皮蛋重金属超标
不能吃吗

皮蛋是我国传统的风味蛋制品之一，因其表面存在特有的松花晶体，又名"松花蛋"。成品皮蛋色泽透亮、清香爽口、色香味俱全，夏季食用尤佳，深受消费者喜爱。

皮蛋比鸭蛋含有更多矿物质，脂肪和总能量却稍有下降，它能刺激消化器官，增进食欲，促进营养的消化吸收。但我国传统的皮蛋制作工艺，除加入盐、茶末以及碱性物质（如生石灰、草木灰）外，还要加入氧化铅，而铅是一种有毒的重金属。好在随着工艺的进步，现代皮蛋制作用硫酸铜、硫酸锌等代替氧化铅，铅的含量比原来要低得多，"无铅皮蛋"由此得名。

需要注意的一点，新工艺虽然减少了皮蛋中的铅含量，但却不能使其完全不含铅，根据国家规定，铅含量低于 0.5 毫克 / 千克的皮蛋，可以称为"无铅皮蛋"。所以，无铅皮蛋并非不含铅，而是指含铅量低于国家规定标准。

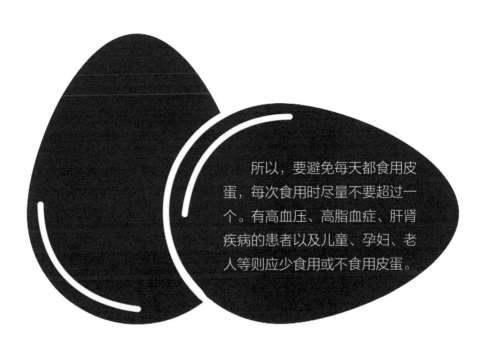

所以，要避免每天都食用皮蛋，每次食用时尽量不要超过一个。有高血压、高脂血症、肝肾疾病的患者以及儿童、孕妇、老人等则应少食用或不食用皮蛋。

打蜡水果
怎么吃

水果是家中必备食品，但是购买水果时会发现很多水果被一层油光光的蜡"化了妆"。

营养学家说，水果的果皮比果肉有营养，宜多吃，但打蜡水果怎么吃呢？

其实，水果打蜡主要是为了保鲜。本地当季水果不需要保鲜剂处理，一般不会打蜡。反季节水果和需要远距离运输的高档水果可能会打蜡。水果打蜡后，会在表面形成一层保护膜，不仅可以保护水果外皮、提高光泽度，还可以防止水分蒸发，保留水果鲜香。另外，打蜡后病菌也不容易侵入，可以防腐防虫。

给水果打蜡是国际上允许的保鲜方法，有成熟的工艺和法规。我国《食品安全国家标准　食品添加剂使用标准》（GB 2760—2014）也是允许给新鲜水果表面打蜡的，但必须使用规定的添加剂，适量添加。食用蜡安全性经过评估，因此鲜果表皮使用食用蜡从理论上讲是安全的。只有用劣质工业蜡打蜡的水果，才会对健康有害。

如何鉴别打蜡水果呢？

1. **首先看果皮**　好的水果果皮比较细腻，颜色自然；打蜡的水果表面看起来特别红艳，果皮比较粗糙，有斑点、粉末。

2. **其次闻气味**　未打蜡的水果味道清新，有淡淡的香气；打蜡后的水果可能会有一股特别的药味。

3. **最后摸果实**　自然鲜果捏起来紧实有弹性，而经过打蜡的水果因为有保鲜剂和蜡的成分，摸起来有黏手的感觉。

普通人用肉眼很难分辨出工业蜡和食用蜡。一般来讲，涂抹食用蜡的水果，其果皮表面的膜会比较薄、比较亮。用工业蜡涂抹的水果，由于多半是不法人员手工操作，涂层相对会厚一些。工业用蜡是有颜色的，用纸巾使劲擦，纸巾会被染色。如果颜色特别鲜艳、仅用手擦就会掉色的水果，最好不要购买。

去除果皮上的蜡，不一定非要削皮，还有其他既保全营养，又简单易行的好办法。首先是用热水冲烫，蜡一遇热就融化，水表面会浮起一层蜡膜。要及时倒掉热水，不让蜡重新糊在果皮上。其次用盐或丝瓜瓤搓洗，蜡的质地软，盐的颗粒细小，搓洗效果比丝瓜瓤更彻底。

水果烂了一部分
还能吃吗

　　水果由于各种原因保存不当，常常会发生腐烂现象。人们通常会用刀把腐烂的部分挖掉，把剩下的没有腐烂的部分赶快吃了。街上有些商贩也常常便宜出售一些部分腐烂的水果。有不少人认为，既然已经除去了腐烂部分，那么将剩下的部分吃掉就是安全的。其实，这种观点是错误的。

　　因为尽管剩下的部分并未腐烂，但是其中绝大部分已经被微生物代谢过程中产生的各种有害物质侵蚀，特别是真菌在水果上的繁殖更快，有相当一部分真菌在繁殖的过程中会产生有毒物质。这些有毒物质可以从腐烂部分通过果汁向未腐烂部分扩散，使未腐烂部分同腐烂部分一样含有微生物的代谢物，尤其是真菌毒素。

　　有些真菌毒素具有致癌作用，所以烂水果还是不吃为宜。

桶装水有哪些卫生问题

桶装水因其卫生洁净、饮用方便等优点，赢得了越来越多人的青睐，但在使用过程中还需要注意以下卫生问题。

首先，为避免二次污染，开封后的桶装水尽量在 7 ~ 10 天内喝完。符合卫生要求的桶装水在密封状态下不含或仅含微量细菌，但一旦开盖后，外界细菌就容易进入水中。

其次，为了防止水反复加热产生有害物质，在选购饮水机时尽量买沸腾式饮水机。这类饮水机通过微电脑控制，将冷、热水分离，保持水温准确稳定，使饮用的水干净健康。

此外，还要注意保持饮水机清洁。饮水机利用空气压力原理运行，空气中含有的细菌、灰尘和其他有害物质均有可能通过透气孔进入饮水机内部。饮水机长期使用而不注意清洗消毒，其储水胆、水道、出水口就会沉积污垢，会大量繁殖细菌和病毒，造成桶装水二次污染。建议消费者定期清洗消毒饮水机，一般以夏季 3 个月一次，其他季节半年一次为宜。

需要注意的是，清洁饮水机的清洁剂是化学制剂，所以饮水机在清洁后一定要将清洁剂冲洗干净后再使用。

纯净水、矿物质水、天然矿泉水、蒸馏水有什么区别

纯净水、矿物质水、天然矿泉水、蒸馏水的主要差别在于水源和处理工艺的不同。

1. **纯净水**　以符合生活饮用水卫生标准的水为水源，通过电渗析器法、离子交换器法、反渗透法及其他适当的加工方法处理，密封于容器内，且不含任何添加物，无色透明，可直接饮用。

2. **矿物质水**　在纯净水的基础上添加了镁、钾、硫、氯等矿物质的水。

3. **天然矿泉水**　从地下深处自然涌出的或钻井采集的、含有一定量的微量元素，在一定区域未受污染并采取预防措施避免污染的水，其化学成分在天然周期波动范围内相对稳定。

4. **蒸馏水**　指利用蒸馏设备使水气化，然后经冷凝而成的水。虽然除去了重金属离子，但人体所需要的微量元素也被同时除掉了，而低沸点的有机物却没有被去掉。

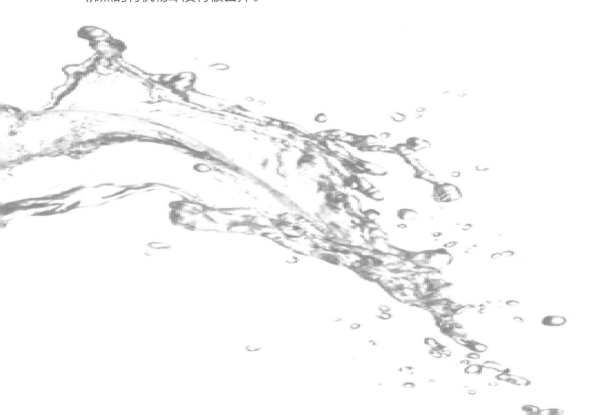

"千滚水"致癌吗

经常有人问到这样的问题："千滚水危险吗？""开水只能烧开一遍，烧来烧去喝了会得癌症吗？"

所谓"千滚水"是指煮沸了很长时间，或反复煮沸的水。

传闻"千滚水"危险，是人们认为水煮沸过久，水中不挥发性物质，如钙、镁等微量元素和亚硝酸盐浓度高。长期饮用这种水，水中的有害物质会干扰人的胃肠功能，有毒的亚硝酸盐可致癌。

事实果真如此吗？

研究证实，"千滚水"中的钙、镁、铁、铝以及重金属的浓度没有升高，有的浓度反而降低了。正常的自来水，每升含有亚硝酸盐 0.007毫克。研究证实，水被烧开一次后，这个数值会上升到 0.021；而烧开20 次后数值会达到 0.038。此研究说明，反复烧开的水，其亚硝酸盐含量确实有所提高。根据我国《生活饮用水卫生标准》（GB 5749—2006），饮用水中亚硝酸盐限值为 1 毫克 / 升，相当于要把水反复烧开300 次以上，才能达到这个限值。有关研究表明，成人一次性摄入0.2 ~ 0.5 克亚硝酸盐即可引起中毒，3 克即可致死。千滚水中的亚硝酸盐浓度虽然会增大，但未超过适合饮用的标准限值，完全可以放心饮用。

所以，真相就是，只要保证水质安全卫生，"千滚水"和癌症没有什么关系。

"隔夜水"能不能喝

相信很多人都听到身边的人这样讲过："隔夜水千万不能喝啊，那可是慢性毒药！"

这样的说法到底有没有依据呢？

和"千滚水"一样，说"隔夜水"不能喝、有毒也是因为亚硝酸盐。首先要明确"隔夜"的概念。过夜仅仅十几个小时，白天和夜晚对水的质量不会出现任何不同的影响。

至于传言讲的"隔夜水中的亚硝酸盐含量是刚烧好开水的1.3倍"也是缺乏依据的。有关实验结果显示，80℃保温放置1~5天反复煮沸的"隔夜水"中，亚硝酸盐含量仅为0.1毫克/升。而水烧开的过程实质上就是消毒杀菌的过程，煮沸后的水，其细菌含量基本为0。但是烧开后的水能存放多久，并没有规定的时间，主要还是取决于环境条件和容器密闭程度。冬春季温度低，存放的时间长一些。夏秋季温度湿度高，细菌繁殖得很快，水发生变质的速度也更快一些。

暴露于空气中的容器和密闭容器大不一样，细菌无法进入密闭容器，可以继续保持无菌状态，不会被污染。但盛水的暖瓶、瓶盖、凉水壶如不注意清洗，卫生状况差，也会加速水的变质。

所以，"隔夜水有毒"的说法并不妥当。

为什么不要使用
油漆筷子

　　油漆筷子虽然美观、价格便宜，但从卫生角度看对身体健康是不利的。

　　这是因为油漆是高分子有机化合物，大多含有有毒的化学成分，特别是黄色油漆，是用含有铅和铬的黄色颜料配制而成的。部分绿色（由蓝、黄色混配），棕色（由黄、红、黑三色混配）油漆也含铅、铬。长期使用油漆筷子进餐，油漆脱落随食物一起进入胃内，铅等有毒物质进入人体蓄积，就有发生慢性中毒的危险。

　　铅主要损害神经系统、造血器官和肾脏，重者口腔可出现金属味，齿龈出现铅线，并出现胃肠道不适、神经衰弱及肌肉痛等症状，尤其会影响儿童的智力发育。

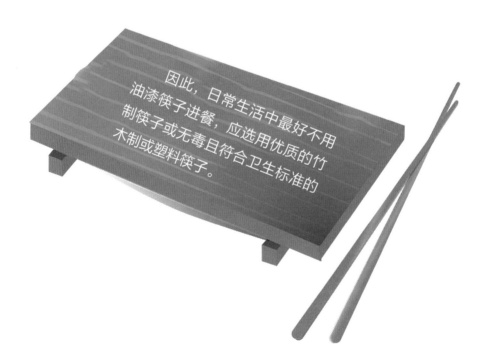

因此，日常生活中最好不用油漆筷子进餐，应选用优质的竹制筷子或无毒且符合卫生标准的木制或塑料筷子。

为什么不宜重复使用
食品级塑料袋

食品级塑料袋作为人们日常生活中接触频率较高的塑料制品，常用于盛放包装各种食物，而且重复使用食品级塑料袋也是司空见惯的事，很多人没认识到重复使用会对人体产生的不良影响。

反复使用食品级塑料袋主要有以下两方面的危害。一方面，反复使用时，如果清洁不当，塑料袋里会存在细菌超标的问题；另一方面，食品级塑料袋盛装常温、低温食品是比较安全的，但是不能长期盛放高温多油（如油炸类、爆炒类、汤汁类）的食物。这是因为塑料袋在生产过程中会使用稳定剂和增塑剂等添加剂。这些添加剂可能会含有致畸、致癌、致突变的有害物质。如果温度较高或反复接触油脂性食品，有毒有害物质便会分解、渗透、转移到食品中，这些有毒物质一旦进入人体，会对人的肝、肾、生殖系统及中枢神经造成损害，严重的可能会引起儿童的性发育异常及女性的乳腺癌。

食品的保质期与保存期是怎么回事

《食品安全国家标准 预包装食品营养标签通则》（GB 7718—2011）（以下简称"《通则》"）于 2012 年 4 月 20 日正式实施。《通则》规定食品包装一律不再标注保存期，统一标注保质期。

两者有什么区别吗

保质期与保存期同为表示食品质量的期限，同是从生产日期计算，但两者的含义并不相同。

保质期是指在标签指明的贮存条件下，保持品质的期限。在此期限内，产品完全适于销售，并保持产品的特有品质。

保存期则是指在标签上规定的条件下，食品可以食用的最终期。一旦过期，就不再适宜食用和销售。

保质期是食品的最佳食用期，保质期内产品质量有保证，过了保质期不代表食品不具有食用价值。而保存期是推荐的最终食用期，过了保存期食品则不能食用。一般来说，保存期时长要大于保质期。

另外，保质期或保存期与食品的贮存条件有关。如不遵守贮存条件，如常温、冷藏、冷冻、阴凉干燥等，食品的保质期会缩短，甚至丧失安全性保障。

　　各类食品对保质期的要求程度不同。一般来说，易腐败、易氧化的食品对保质期的要求更高，水分活度比较高，蛋白质、脂肪含量比较高的食品过了保质期更容易出现质量隐患，但不一定会产生危害，需要检验才能确定。而由于微生物、氧化或金属离子等超标或脂肪酸败引起的变质食品食用后可能会对人体产生危害。肉制品、食用油和鸡蛋这三类食品尤其应注意保质期。

　　肉制品营养丰富，在长期保存过程中，肉中的细菌会利用充足的营养和水分进行增殖，导致肉品腐败变质。有些细菌本身还会产生外毒素和内毒素，可能危及人体健康。除了细菌增殖导致疾病外，蛋白质自身的腐败也会致病，如可产生胺类、吲哚、硫醇、硫化氢等小分子物质，可能会对人体健康造成危害。

　　过期的食用油，通常会出现油脂酸败现象，在酸败过程中会产生有毒物质，比如过氧化物。油脂酸败后，加热时烟大、呛人，其中含分解物环氧丙醛等，食用后易中毒，患者会出现恶心、胃肠道不适等症状。

　　普通鸡蛋存放时间过久，蛋清中本来存在的杀菌素逐渐消亡，各种微生物逐渐侵入鸡蛋内生长繁殖，最后使鸡蛋完全腐败、变成流质。这一过程后，鸡蛋中除了残存的蛋白质、脂肪外，还可能产生沙门菌、大肠埃希菌等致病菌。

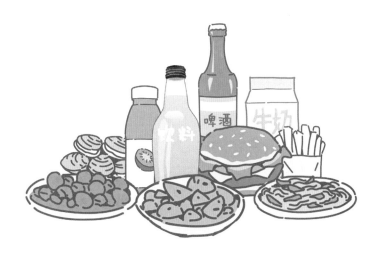

过了保质期的食物还能吃吗

"保质期"这个词常见于食品包装标识上，也是大家购买食品时主要关注的标识信息。

一般来讲，确定食物保质期需要从两个方面考虑，一个是食用品质，比如外观、颜色、口感、味道等。保质期内的食物，其食用品质不应有明显的劣变，例如保质期内的面包不应干硬。另外一个方面是其卫生品质，一般大多以微生物指标作为判断其卫生品质的依据，保质期内的食物，不应出现微生物引起的腐败变质现象。但是，保质期并不等同于安全，过了保质期，并不意味着就变得不安全了，而是品质较差了。

保质期内的食品只是厂家给消费者的食用口感和安全性最佳的承诺。过了保质期并不意味着食品就坏了，只是厂家不再担保。尽管如此，建议还是最好在保质期内吃掉食品。

食物的保质期还与储藏和包装条件密切相关。"保质期内不变质"需要遵循厂家的保存要求才能实现。否则，在保质期内食品也可能变质。比如鲜奶保质期为两周，是指没有开封且冷藏的前提下。如果已经开盖或者放在室温下，那么就可能很快变质，虽然在保质期内，也并不安全。

所以，过了保质期的食品并不是都不能吃，而保质期内的食品，如果储藏不当也可能变质，不能食用。

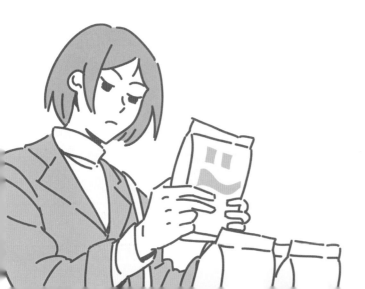

如何处理
剩饭剩菜

　　无论是在家还是外出就餐，食物吃不了剩下是很常见的事。为了不剩菜而拼命地"光盘"，肯定不利于健康；把剩菜全部扔掉，会觉得很可惜，也造成了食物浪费；如果留着下一顿吃，又觉得不新鲜，担心有健康隐患。首先，当然建议做饭或点餐时量入为出，尽量吃完。如果有剩菜剩饭，怎样做才能既不浪费又不有损健康呢？

　　1. 正确储存　剩饭剩菜保存条件一定要格外注意，尽快放入冰箱。不同剩饭剩菜，一定要分开储存，可避免细菌交叉污染。可将剩饭剩菜进行分装，即分成几份，放入冰箱冷藏或冷冻储存。食用时，根据实际情况每次取出一定份数，彻底加热杀菌后再食用。另外，还需要用干净的容器密闭储存，如保鲜盒、保鲜袋，或者在碗盘上覆一层保鲜膜。

　　剩饭剩菜的保存时间，以不隔餐为宜，早剩午吃，午剩晚吃，尽量在5～6个小时以内解决。一般情况下，高温加热几分钟，可杀灭大部分致病菌。但如果食物存放的时间过长，产生了亚硝酸盐等，再加热也起不到作用了。

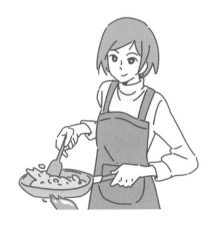

　　2. 科学再加工　除了合理储存，回锅加热也是保障安全的关键。剩菜在冰箱里储存，吃之前一定要高温回锅。因为低温只能抑制细菌繁殖，不能彻底杀死细菌。

不同剩菜，加热也各有技巧

1. 在剩菜中，最应先吃完的是水产品，这是因为水产品更容易滋生有害微生物被污染，蛋白质也容易被微生物分解。加热时可以再加点酒、葱、姜、蒜等佐料，有一定的提鲜作用。

2. 相比而言，蔬菜储藏中容易产生亚硝酸盐，抗氧化成分和维生素 C、叶酸等在储藏和反复加热之后损失严重。反复加热后，蔬菜的颜色变暗，质地软塌，失去口感，故应尽量一餐吃完。特别是不便加热的凉拌蔬菜，最好不要剩下。

3. 肉类一定要将其热透。

4. 米饭、馒头等主食最好在第二天吃完，因为淀粉类食物容易滋生葡萄球菌，这些有害物质高温加热也无法被杀死。所以，如果两天还没吃完，即使看起来没变质，也不要再吃了。剩饭再次加热后维生素 B_1 会有更多损失，所以再利用时，可以考虑用配料来提高维生素的含量。比如可以加入黑芝麻、红枣、燕麦、莲子等配料，一起煮成粥；也可以加豌豆、香菇丁、蔬菜碎、肉末、鸡蛋等配料一起做成炒饭。这样既能充分利用剩饭，还能得到更丰富的营养。

烧焦烤糊的食物还能吃吗

我们在烧饭做菜时，偶尔会因为一时大意而把饭菜烧焦烤糊了。这样的饭菜吃起来味道不怎么样，可是扔了又会觉得可惜。那烧焦烤糊的食物到底还能吃吗？

这个时候，我们不能为了节约而忽视自身的健康，烧焦烤糊的食物不要吃。因为在那些烧焦烤糊的食物里面，隐藏着可怕的杀手——苯并芘、杂环胺、丙烯酰胺等，这些物质是目前公认的致癌物质。

1. **苯并芘**　多环芳烃类致癌物的代表物质，特别是 3，4- 苯并芘，是一种具有明显致癌作用的有机化合物。它在体内蓄积性不强，代谢清除的速度比较快，但是接触性致癌的效果比较强。苯并芘含量最高的就是熏烤食品，比如街边销售的碳烤羊肉串、熏鱼、熏肉之类的；日常炒菜、油炸、烤肉、烤鱼的时候，也多少会产生一点苯并芘。

2. **杂环胺类**　蛋白质加热超过 200℃后产生的一类致癌物，有强烈的致突变性，与肠癌、乳腺癌、前列腺癌等都有关系，会增加罹患这些癌症的风险。

3. **丙烯酰胺**　含淀粉和蛋白质的食物在加热到超过 120℃以后产生的致癌物，在 160℃以上加热产生的更多。它在油炸、油煎、烤制的主食和土豆食品当中比较多见。

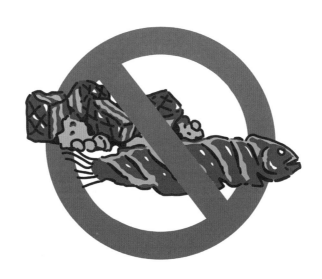

守护

家人

健康

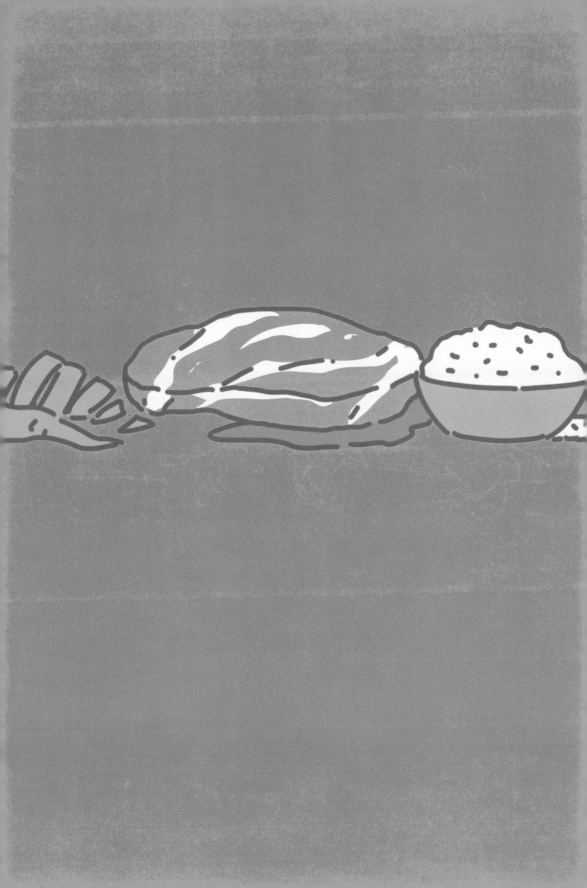

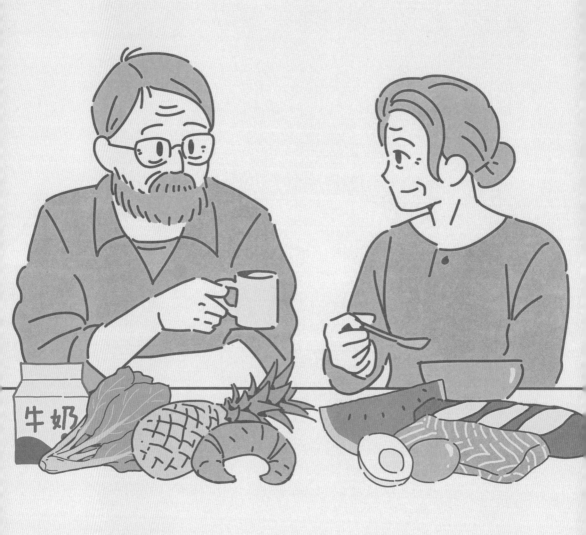

老年营养

　　随着年龄的增长，尤其是超过 65 岁，人体的组织、代谢和功能均出现许多衰老的特征，如牙齿松动脱落、胃肠消化液分泌减少、胃肠功能减弱、内分泌失调、免疫器官萎缩、免疫功能下降等。因此，老年人有着特殊的营养需求。

如何快速简便地评价老年人的营养状况

营养状况的好坏直接关系到老年人的身体健康、抗病能力和寿命长短。改善老年人营养状况对提高老年人的生活质量有着重要意义。据报道，我国许多老年人存在营养不良的状况，影响了老年人的健康状况与生活质量。评价老年人营养状况，采取有效措施预防并及时纠正营养不良，具有重要意义。简易微型营养评估量表（short-form mini-nutritional assessment，MNA-SF），让我们一起帮助身边的老人评估一下吧！

微型营养评估简表

指标	结果	分值
既往 3 个月内体重下降情况如何	＞3 千克	0 分
	不知道	1 分
	体重下降 1～3 千克	2 分
	体重没有下降	3 分
计算体重指数（body mass index, BMI)：BMI= 体重（千克)/身高（米）的平方	BMI＜19	0 分
	19≤BMI＜21	1 分
	21≤BMI＜23	2 分
	23≤BMI＜27	3 分
既往 3 个月内有无重大心理创伤或患急性疾病	有	0 分
	无	2 分
活动能力如何	需要卧床或坐轮椅	0 分
	可以下床或离开轮椅,但不能外出	1 分
	能独立外出	2 分

指标	结果	分值
是否有精神心理问题	严重痴呆或抑郁	0 分
	轻度痴呆	1 分
	没有精神心理问题	2 分
既往 3 个月内是否由于食欲下降、消化问题、咀嚼或吞咽困难而减少摄食量	食量严重减少	0 分
	食量中度减少	1 分
	食量没有改变	2 分

若因为特殊原因无法计算体重指数，可以通过计算小腿围（卷起裤腿，露出左侧小腿，左膝弯曲 90°，测量最宽部位，记录值需要精确至 0.1cm，建议重复测量 2~3 次）。其中，小腿围 < 31cm 为 0 分；小腿围 ≥ 31cm 为 3 分。

上述问题评分在 12~14 分，表示处于正常营养状况，只需要定期筛查即可；评分在 8~11 分有营养不良风险，若体重没有下降，需要监测体重变化，每 3 个月筛查一次，若体重下降，需要到医院营养科门诊进行营养干预；若评分在 0~7 分则表示营养不良，需要到医院营养科门诊进行完整的营养评估，再进行营养干预，同时经常监测体重。

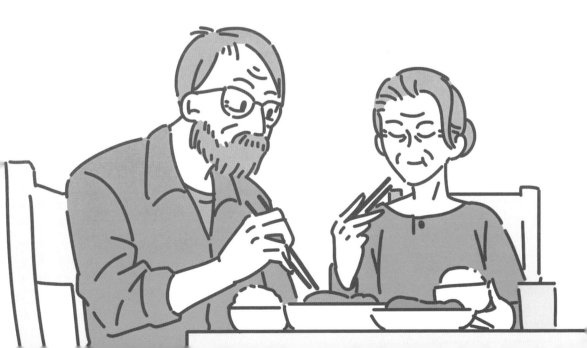

老年人如何维持
适宜的体重

老年人的体重与健康状况密切相关，体重过高或过低都会影响老年人的健康。体重不足可使机体抵抗力下降、易患营养缺乏症。体重超重或肥胖又使机体患多种慢性疾病的风险增加，有研究结果显示，超重或肥胖者患糖尿病、高血压、高血脂的风险是体重正常者的 2～3 倍。

无严重病患的老年人适宜体重的判断方法与 60 岁以下的成年人相同，可根据体重指数进行判定，其计算方法如下。

体重指数（BMI）＝体重（千克）/ 身高（米）的平方

例如：一名身高 1.7 米，体重 70 千克的老人，其 $BMI=70\div1.7^2=24.2kg/m^2$。

体重值一日之间会随着进食、运动、排泄而有波动，正确的做法是在清晨空腹排出大小便后进行测量。

测量方法：体重秤放在平稳的地面上，测量前调整零点，测量时应脱去鞋帽和外衣，直立在体重秤上测量。

目前多项研究结果提示，老年人 BMI 的适宜范围在 21.0～26.9。如果 BMI 值小于适宜范围低限，就应该增重；如果大于适宜范围高限，就应该适当减重。每周或至少每月要测量一次体重。适宜体重取决于能量摄入和能量消耗的平衡，进食量和运动量是两个决定性因素。每个老人都应该掌握自己的适宜体重，并据此检查和审视自己的饮食和运动行为，适时调整饮食和运动量，将体重保持在适宜体重范围内。

消瘦老人如何增重

消瘦老年人想增加体重，可以采用以下方法。

1. 增加餐次　除一日三餐外，可增加 2～3 次间餐。除了应多给予老年人关怀和照顾外，具体通过增加餐次和食物花色品种，想方设法增加食物摄入量。

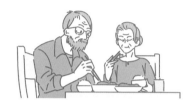

2. 适当吃点零食　可选择含能量稍高、喜欢吃的零食，如牛奶、坚果、水果、饼干、糕点等作为零食。

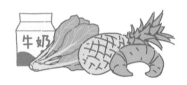

3. 适量运动　运动可增进食欲，有助于食物的消化吸收。

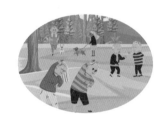

4. 心平气和　注意调节心情，保持心态平和，保证睡眠时间充足。

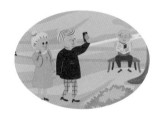

5. 注意体重　经常监测体重变化，及时调整和认真执行增重计划。

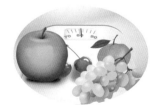

超重老人
如何减重

超重和肥胖老年人则应控制体重，循序渐进地使体重维持在适宜范围内，切忌在短时间内使体重明显降低，以下控制体重的方法可供选用。

1. **控制摄取的总能量**　通常超重者可按自己平常能量的70%～80%供给，肥胖者可按50%～70%供给。每日膳食总能量控制在1 000～2 000千卡。蔬菜、水果等低能量食品可多吃；严格控制高能量食物，如油脂、糖果、甜点心、含糖饮料等，每餐吃七八成饱。

2. **多喝杂粮粥**　绿豆、红豆、玉米、小米等杂粮粥，既含有较多的膳食纤维，也减少了能量的摄入，还有利于老年人的血糖平稳。

3. **减少脂肪摄入**　尽量减少烹调用油、肥肉、动物油脂、动物脑及内脏等含饱和脂肪酸和胆固醇多的动物脂肪的摄入。

4. **少喝含糖或者酒精的饮料**　含糖或者酒精饮料，尤其是白酒能量高，含营养素极少，不利于机体体重的降低，应尽量少喝或不喝。

5. **坚持天天步行**　步行是肥胖老人最好的健身方式。一日以每分钟走90步的速度，走路1～2小时，可分次完成，每次不少于15分钟。

6. **要有毅力、有恒心**　减重不能急于求成，不能求快。每周称一次体重，如果测得体重比上一周低，则说明上一周控制体重的措施有成效。要有耐心，适时调整饮食和运动方案，直至体重达到健康体重范围。

老年人饮食如何做到
足量和食物多样化

老年人常受生理功能减退、食物烹饪方法不当、营养知识缺乏或偏误、经济条件或活动受限等因素的影响，易发生食物摄入不足，引起营养不良。因此，老年人要摄取足量和多样化的食物，以保障摄取充足全面的营养物质。

如何判断老年人食物摄入是否充足，可以根据体重是否适宜来判定，体重适宜表明能量平衡。体重长期稳定，波动在1千克以内，说明能量摄入和消耗平衡，应保持目前的进食量。若体重持续下降或逐渐增加，在排除疾病因素情况下，应调整每天的进食量。

在保证摄入足量的同时，做到食物多样化是保证老年人营养均衡的关键。只有一日三餐食物多样，才有可能达到平衡膳食。若量化一日食物多样，建议平均每天摄入食物达到12种以上，每周达到25种以上，烹调油和调味品不计算在内。谷类、薯类、杂豆类的食物品种平均每天3种以上，每周5种以上；蔬菜、菌藻和水果类的品种平均每天4种以上，每周10种以上；鱼、蛋、禽肉、畜肉类的品种平均每天3种以上，每周5种以上；奶、大豆坚果类的品种平均每天有2种，每周5种以上。按照一日三餐食物品种的分配，早餐至少摄入4~5个品种；午餐摄入5~6个品种；晚餐4~5个品种；零食1~2个品种。

那么如何实现食物多样化，可通过以下方法来实现。

1. **选择"小份"**　"小份"是实现食物多样化的关键措施。同等能量的一份午餐，选用"小份"菜肴可增加食物种类。另外，全家人一起吃饭也有利于食物多样化。

2. **同类食物互换**　食物多样，同时要注意膳食结构的合理性。一段时间内同类食物进行互换是保持食物多样的好办法。例如，今天吃米饭，明天可以吃面条，后天又可食用小米粥、全麦馒头等；红薯可与马铃薯互换；瘦猪肉可与鸡、鸭、牛、羊肉等互换；鱼可与虾、蟹、贝壳等水产品互换；牛奶可与酸奶、奶酪、羊奶等互换。通过食物品种互相交换，可避免每天食物品种重复，有利于丰富一日三餐的食物品种，从而达到食物多样，每天享受不同色、香、味的美食。

3. **巧搭配** 巧妙搭配和合理烹调不仅可以增加食物品种数量，还可提高食物的营养价值和改善食物的口味口感。①粗细搭配：主食应注意增加全谷物和杂豆类食物，因为加工精度高的谷类，升高血糖快。烹调主食时，大米可与糙米、杂粮（燕麦、小米、荞麦、玉米等）以及杂豆（红小豆、绿豆、芸豆等）搭配食用，传统的二米饭（大米和小米）、豆饭、八宝粥等都是增加食物品种、实现粗细搭配的好方法，谷类和豆类食物搭配，可通过蛋白质互补作用提高营养价值。②荤素搭配：动、植物性食物搭配烹调，可以在改善菜肴色、香、味的同时提供各类营养成分，如什锦砂锅、炒杂菜等。③色彩搭配：食物颜色丰富能给人带来视觉上的享受，刺激食欲。如什锦蔬菜拼盘，五颜六色的蔬菜含有丰富的植物化学物、维生素、矿物质等，可满足食物多样化的要求。

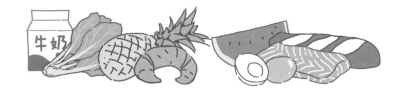

老年人怎么吃
能够增进食欲

人的味觉和其他生理功能一样，进入老年阶段会因退行性变化而逐渐减弱，影响老年人的食欲，致使老年人进食量减少而影响健康，且随着年龄的增加，老年人消化系统功能减弱，出现牙齿松动、脱落，咀嚼、吞咽功能退化，各种消化酶及消化液分泌减少，胃肠蠕动减慢，对各种食物的消化吸收能力下降，易引起消化不良。为保证老年人营养物质的吸收，既要想办法增进食欲，同时也要注意消化吸收问题。

有什么办法能够增进老年人食欲，使他们继续享受食物的美味呢？

1. 可以通过改善食物风味来刺激老年人的食欲，如勾芡淋汁可提升食物的味道，在做菜时，可在水煮食物中淋上芡汁，使食物更有味道。在食材的选择上要选择新鲜、颜色鲜艳、风味多样的食物，注重食物的摆盘，保证食物的温度适宜，食物温度直接关系到香味，故而要趁着温热食用才好。

2. 在进食方式上，应鼓励老年人在进食时充分咀嚼。这样可以破坏食物的细胞壁，释放食物风味，能与味觉和嗅觉感受器相互作用，从而增加对香味的感觉。

3. 积极补锌，可促进味蕾合成，增强味蕾机能，增进食欲。含锌丰富的食物首选海产品，如牡蛎、海参、海鱼、海虾等，其次在动物肝脏、瘦肉、坚果等食物中也含有丰富的锌，必要时也可服用锌补充剂。

4. 调整生活习惯，多人用餐。在热闹的环境下，老年人会格外开心，尤其是对一些存在孤独、沮丧等异常心理的老人，多人用餐会有很大帮助。可经常邀请亲友前来小聚，促进老年人食欲。

如何促进老年人的
消化吸收

　　为了促进老年人对食物的消化吸收，可以在食物选择和烹调方法上做些调整。首先是主食方面，可以选择一些发面类、粥类和馅类食品，粥可以做成菜粥、肉粥等，注意主食的粗细搭配，适当增加粗杂粮摄入，做饭时可以多放些水，使饭变得比较松软。少吃既硬又不好消化的死面类食品。其次，禽肉类可以采用蒸、煮、炖等方法，尽量做得软烂些。蔬菜类可选择一些瓜茄类或者菜心，如茄子、冬瓜、丝瓜、西红柿、大白菜心、油菜心、圆白菜心等。薯类易于咀嚼，也是比较适宜的食物。还可以选择像豆腐这样比较细软的豆制品。水果选择含果胶和水分较多的新鲜水果，如草莓、猕猴桃、香蕉等，香甜可口、质地细软，还有利于润肠通便，防治便秘。

　　此外，还可以采用合理的烹调方法，将食物制作得细软易于消化，可通过以下方法实现：①煮软烧烂，如制成软饭稠粥、细软的面食等。②食物切小切碎，烹调时间长一些，保证柔软，如菜可切成小块或制成馅食用，尽量选择鲜嫩蔬菜，适当延长烹饪时间，使蔬菜更易咀嚼消化。③肉类食物制成肉丝、肉片、肉糜、肉丸；鱼虾类做成鱼片、鱼丸、鱼羹、虾仁等，使食物容易咀嚼和消化。④坚果、杂粮等坚硬食物碾碎成粉末或细小颗粒食用，如芝麻粉、核桃粉、玉米粉。⑤质地较硬的水果或蔬菜可粉碎、榨汁或煮软食用，像苹果等水果也可以制成果泥。⑥多采用炖、煮、蒸、烩、焖、烧等低温烹调方法，少吃煎炸、熏烤和生硬的食物。

老年人一日三餐
怎么分配比较好

老年人基础代谢减慢，消化系统功能衰退，每次进食量减少，但对叶酸、B族维生素、维生素D、铁、钙、磷、镁等营养素的需求却并不减少。因此，养成规律的饮食习惯、合理的时间分配、科学的食物搭配非常重要。那么，老年人一日三餐如何调配才算科学合理呢？

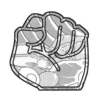

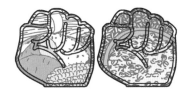

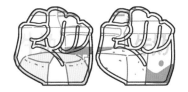

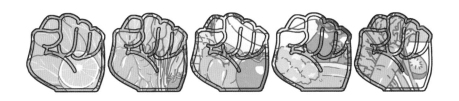

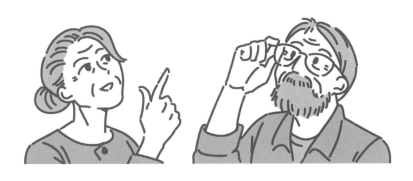

老年人每天的进食量约为"**十个拳头**"的量,包括不超过一个拳头大小的肉类,其中含有鱼、禽、肉、蛋;相当于两个拳头大小的谷类,其中包括粗粮、杂豆和薯类;要保证两个拳头大小的奶、豆制品;不少于五个拳头的新鲜蔬菜和水果。要做到科学饮食,还需要对一天早、中、晚餐的量进行合理分配。早餐提供的能量应占全天总能量的30%,午餐占40%,晚餐占30% 为宜。

种类分配

老年人每日食用的食物种类应当不少于12 种,可以按照"同类互换,多种多样"的原则调配一日三餐,如以粮换粮,以豆换豆,以肉换肉,才能满足人体对营养素的需求。

1. **早餐应为开胃软食**　早餐应包括谷物,适量动物性食物(肉类、蛋),奶制品,蔬菜和水果 4 类食物。此外,老年人早餐食粥有利于养胃。

2. **午餐重在营养储备**　主食包括米饭、面食。肉类可以是鸡肉、瘦肉或者鱼肉,豆制品也是午餐很好的选择。蔬菜要选择新鲜果蔬,因其含有丰富的胡萝卜素、维生素 C、维生素 E 以及膳食纤维。

3. **晚餐宜少不宜饱**　晚餐吃得过饱,容易诱发多种老年性疾病。在入睡前可以适当饮用温牛奶,有利于促进睡眠。

时间分配

老年人由于消化功能减弱,一日三餐的时间更应相对规律,一般情况下,早餐安排在 6:30 ~ 8:00,午餐安排在 11:30 ~ 13:00,晚餐安排在 18:00 ~ 19:30 为宜。进餐时间 20 分钟左右,不宜过短,也不宜太长。进餐时间过短,不利于消化液的分泌及消化液与食物的充分混合,影响食物消化,会带来胃肠不适;进餐时间过长,可能会造成食物摄入过量。

老年人如何延缓
肌肉衰减

肌肉衰减在老年人中普遍存在，已经成为影响老年人身心健康和生存质量的重要因素。50 岁后骨骼肌量平均每年减少 1%～2%，到 60 岁以后肌肉会丢失约 30%，到 80 岁后丢失约 50%。老年人因出现肌肉减少，从而导致走路时脚抬不高、步幅不大、行走缓慢、步态不稳的现象。

延缓肌肉衰减对维持老年人活动能力和健康状况极为重要。通过营养与运动结合的方式可延缓肌肉衰减，一方面要合理摄入营养素，另一方面要进行适量的抗阻运动。根据《肌肉衰减综合征营养与运动干预中国专家共识》，老年人可通过以下途径进行饮食营养和运动干预。

1. 保证优质蛋白质食物的摄入　蛋白质是老年人饮食中重要的补充部分，必须保证足够摄入，才可以保持骨骼肌肉的健康。老年人蛋白质的推荐摄入量约为每天每千克体重 0.65 克，即一个 60 千克体重的老年人，每天应摄入蛋白质 60×0.65=39 克。优质蛋白质比例最好能达到 50%。优质蛋白质在鱼、虾、禽、猪牛羊肉等动物性食物中含量丰富。许多老年人因为担心动物性食物中的胆固醇和饱和脂肪酸，有意少吃甚至不吃肉类食物，这种做法是错误的。实际上，老年人更应该注意每天吃富含优质蛋白的动物性食物。

牛奶中的乳清蛋白对促进肌肉合成、预防肌肉衰减很有益处，牛奶中钙的吸收利用率也很高。但我国仍有不少老年人没有食用奶制品的习惯，每日来自奶类的膳食蛋白质和钙很少。建议老年人每天饮 300 克鲜牛奶（相当于奶粉 30～36 克）或相当量的奶制品。有高血脂和超重肥胖倾向者可选择低脂奶、脱脂奶及其制品。乳糖不耐受的老年人可以考虑饮用舒化奶或酸奶。

此外，老年人每天应该进食一次大豆及其豆制品，推荐每日摄入量可折合大豆 15 克。如果以大豆及其豆制品提供蛋白质的量计算，15 克大豆相当于 35 克豆腐干、45 克北豆腐（老豆腐）、115 克内酯豆腐或 220 克豆浆。

2. **保证 n-3 多不饱和脂肪酸摄入**　多吃海鱼、海藻等富含 n-3 多不饱和脂肪酸的食物，增强骨骼肌功能。

3. **补充维生素 D**　老年人可增加户外活动时间、多晒太阳，并适当增加摄入动物肝脏、蛋黄等维生素 D 含量相对较高的食物。食物当中维生素 D 含量普遍偏低，可在医生或营养师的指导下补充。

4. **增加深色蔬菜和水果以及豆类等富含抗氧化营养素食物的摄入**　如果摄入不足，可适当补充含多种抗氧化营养素的营养补充剂，如市售的含有多种维生素和矿物质的膳食补充剂等。

5. **增加适当运动**　进行举哑铃、拉弹力带等运动 20~30 分钟 / 次，每周 ≥ 3 次，同时增加日常身体活动量，减少静坐或卧床时间。活动时应注意量力而行，动作舒缓，避免碰伤、跌倒等事件发生。

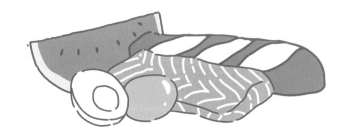

老年人
如何补钙

　　钙是人体重要的组成部分，主要参与构成骨骼和牙齿，对老年人来说非常重要。老年人新陈代谢逐渐变缓，肠道吸收钙的能力降低，且骨钙逐渐流失，导致缺钙，容易出现腰酸背痛、手足抽搐等症状。妇女进入更年期及绝经期后，由于体内雌激素水平降低引起骨钙大量丢失，更易发生骨质疏松。

　　老年人补钙应以膳食为主，常吃富含钙的食物。奶类不仅含钙量高，而且钙磷比例较为合适，其中的维生素 D、乳糖、氨基酸等都是促进钙吸收的因子。因此，奶中钙的吸收利用率高，是膳食钙的优质来源。

　　老年人每天应保证摄入 300 克鲜牛奶或相当量的奶制品。摄入奶类可采用多种组合方式，如每天喝鲜牛奶 150～200 克加酸奶 150 克，或者全脂奶粉 25～30 克加奶酪 20～30 克。

　　从绿色蔬菜和豆制品中摄取钙也是不错的选择。200 克的芥蓝、苋菜、荠菜煮熟后大约大半碗，也能吃到近 0.25 克、0.38 克、0.6 克的钙。但蔬菜中的钙吸收率不高，烹饪时可以放点醋，有助于钙的吸收。每 100 克黄豆与豆制品的含钙量分别为黄豆 0.2 克、豆腐干 0.3 克、素鸡 0.3 克、豆腐丝 0.2 克、油豆腐 0.15 克、内酯豆腐 0.02 克、豆浆 0.005 克。

　　海鲜中以小鱼干、虾米、虾皮含钙较多，在菜肴中加入小鱼干、虾米、虾皮等食材，还可增添菜色的鲜美。如海鲜粥中加入小鱼干、虾皮、文蛤、牡蛎等食材，不但味道好、营养丰富，也是一道高钙食品。此外，海带、紫菜、黑木耳等食物中也具有很高的钙含量。

　　有些老年人食量很小，无法通过正常饮食获得足够的钙，可以吃些钙制剂。选择口服钙剂时需要考虑其含钙量和吸收率以及对胃肠道的刺激性。人体对钙的吸收率随着年龄增长而减弱，一般成人只能吸收 20% 的钙，60 岁以上的老年人钙吸收能力明显降低，因此老年人补钙应注意钙的有效吸收。

　　此外，机体维生素 D 的营养状况影响钙的吸收与利用，补钙时应注意维生素 D 的补充。天然食物中以乳脂、动物肝脏、蛋黄、鲑鱼、沙丁鱼、金枪鱼等维生素 D 含量较高，老年人可选用一些维生素 D 强化食品（如鱼肝油）。在夏秋季节老年人机体维生素 D 营养状态良好时，可以单纯补钙，冬季时一定要同时补充维生素 D。

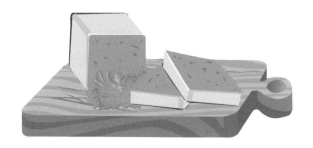

老年人如何补铁

铁是一种人体必需的矿物质，缺铁的人会出现全身乏力、腹泻、易脱发等症状，严重者可引发缺铁性贫血。老年人是缺铁的主要人群，老年人铁缺乏的原因主要有以下几点。

1. 铁的摄入不足　老年人饮食量逐渐减少，又由于牙齿松动、脱落、咀嚼困难，进食的固体食物及蔬菜较少，造成铁的摄入不足，从而使体内储铁量下降，导致贫血。

2. 铁的吸收不良　老年人胃黏膜萎缩，胃酸减少，影响铁的吸收。

3. 铁的丢失增多　各种疾病引起的慢性失血可加快铁的丢失，如溃疡病引起的慢性胃肠道出血、痔疮导致的连续出血、因子宫肌瘤或子宫出血导致的慢性失血等。

老年人补铁，最好采用食补的方式。最有效的是动物性食物，如肝、肾、血、瘦肉、蛋黄、鱼及海产品等，含铁较丰富，且易被人体吸收利用；菠菜、韭菜、小白菜等绿叶蔬菜含铁较高，同时还富含叶酸，都是造血的重要物质；山楂、桃、桑葚等水果含铁均较高。每 100 克黄豆中含铁 35.8 毫克，而且吸收率高达 60% 以上，是理想的补铁、预防贫血的食品。

不过铁的吸收也受许多因素影响，老年人在补铁时应注意以下几点。

1. 维生素 C 和醋是铁的"好朋友"，可促进铁吸收。所以每天吃饭时口服些维生素 C（100～300 毫克）或在菜中加入适量醋，有助于铁的吸收。

2. 在补铁的同时要避免食用影响铁吸收的食物，如茶中含有鞣酸可与铁结合变成难以被人体吸收的铁盐，影响人体对铁的吸收。

3. 补铁应适可而止。老年人若长期服用铁剂或食用高铁饮食，即便是缺铁的老年人，也易患上慢性铁负荷过重症，铁过多易引起心脏、肝脏和内分泌相关疾病。因此建议老年人补铁要适可而止，并不是补得越多越好。

4. 服用补铁药时要注意服药的时间和剂量。许多老年人喜欢选择口服铁剂，宜在饭后 1～2 个小时内服用，否则容易出现恶心、呕吐、腹痛、腹泻和上腹不适等症状。

另外，老年人在服用铁剂时宜选择刺激性较小的葡萄糖酸亚铁，并应从该药常规剂量的 1/2 或 1/3 开始服起，待胃肠道适应后，再逐渐加大服用剂量，直至达到常规剂量为止。

老年人
如何补锌

锌是人体必需的微量元素，在人体生长发育、生殖遗传、免疫、内分泌等重要生理过程中起着极其重要的作用。老年人缺乏锌易引起食欲不振、味觉减退、嗅觉异常、创伤愈合缓慢等。

怎样才能纠正老年人缺锌呢？

老年人可采取食补的方式摄取日常所需的锌。锌的来源广泛，动物性食品含锌较多，而且吸收率高，如牛肉、羊肉、猪肉、海产品、动物肝脏等。植物性食品中的菌菇、豆类、坚果等含量也较高，但吸收稍差些。生蚝是含锌量最高的食品。

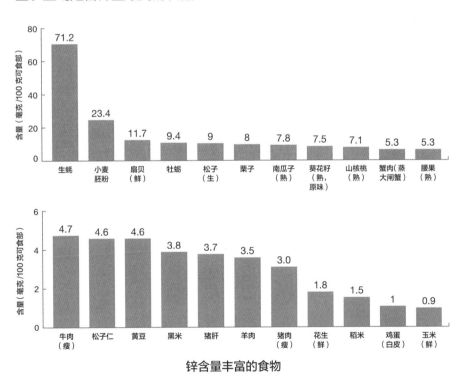

锌含量丰富的食物

对于有明显缺锌症状的老年人，可服用锌制剂进行补充。老年人每天锌的推荐摄入量为 7.5~12.5 毫克，每天锌的摄入量最高不能超过 40 毫克，以小剂量、间歇服用为宜，轻症可口服硫酸锌、葡萄糖酸锌或醋酸锌。

老年人如何挑选适合自己的保健食品

我国在《保健（功能）食品通用标准》（GB 16740—1997）中将保健食品定义为保健（功能）食品是食品的一个种类，具有一般食品的共性，能调节人体的机能，适于特定人群食用，但不以治疗疾病为目的。从保健食品的定义上可以看出，保健食品首先应该是一种食品，而这种食品只能是对机体功能起调节作用，而不能像药物那样对疾病起治疗作用。调节机体功能也只是某些方面的功能，适宜特定人群食用。另一方面，保健食品又不同于普通食品，具有特殊的功能调节作用，如免疫调节、抗疲劳等。

人到老年，机体明显衰老，这是不可抗拒的自然规律。中年时期积累下起来的健康隐患也开始暴露出来，高血压、心脑血管疾病、糖尿病、肿瘤等也是老年人的常见疾病。为使机体维持在良好的生理状态，或预防和改善某些疾病，老年人可以适当食用保健食品。应根据自己的身体状况有针对性地选择保健食品。

一般情况下，老年人可以选择具有抗氧化功能、增加骨密度功能、促进消化功能、辅助改善记忆功能的保健食品。高血脂者可选用辅助降血脂功能的保健食品；高血糖者可选用辅助降血糖功能的保健食品；贫血者可选用改善营养性贫血功能的保健食品；血压高者可选用辅助降血压功能的保健食品；便秘者可选用具有通便功能的保健食品；经常睡眠不佳者可选用改善睡眠功能的保健食品；超重和肥胖者可选用具有减肥功能的保健食品；胃肠不适者可选用具有调节肠道菌群功能和促进消化功能的保健食品。

另外，要正确识别保健食品。我国目前实行的是保健食品审批制度，任何一种保健食品都需要经由国家权威部门的审查和批准后才允许上市销售。经国家批准上市的保健食品在包装上必须注明该产品的批准文号，格式为"国食健字 G+4 位年代号 + 4 位顺序号"，如"国食健字G20089999"。如果是国外进口的保健食品，批准文号的格式为"国食健字 J+4 位年代号 + 4 位顺序号"，如"国食健字 J20089999"。如果是 2003 年及以前批准的进口保健食品，则批准文号的格式为"卫进食健字（四位数年份）第 ×××× 号"，如"卫进食健字（2003）第9999 号"。同时，在包装上还要印制国家统一规定的保健食品标识。

因此，不要购买没有批号和没有标识的"保健食品"。

老年人如何有效防治便秘

便秘是指排便困难、不畅、次数少，粪质硬结，量少。一般大便间隔超过 48 小时，即视为便秘。老年人肠蠕动功能减弱，加上食量少且精细，又经常久坐或卧床，活动量很少，是便秘的高发人群。

调查显示，我国有 15%～20% 的老年人便秘，而且随着年龄的增长，患病率明显增加。长期便秘，会因体内产生的有害物质不能及时排出而对健康造成危害。此外，老年人若患有心脑血管疾病，便秘可能是一个致命的危险因素，如老年高血压患者便秘时，可能因排便用力过猛，使心跳加快，心脏收缩加强，心搏出量增加，血压会突然升高而导致血管破裂或堵塞，发生脑出血或脑栓塞。因此，便秘不仅影响老年人的生活质量，还会造成生命危险，应该引起重视。

通过调整膳食结构、改变生活方式有助于防治便秘。

1. 增加膳食纤维摄入　膳食纤维具有吸水膨胀性能，能增加粪便的体积，刺激肠道蠕动而排出粪便，并减少有害物质在肠道内的滞留时间，因此膳食纤维的补充是功能性便秘首选的治疗方法。

干豆类、干果类、鲜豆类膳食纤维含量丰富。食物中膳食纤维含量与加工方法密切相关，加工精细的食物中膳食纤维含量少，如小麦面粉，特二粉中膳食纤维含量为 1.6 克 /100 克，而富强粉（特一粉）膳食纤维含量仅为 0.6 克 /100 克。水果榨汁后膳食纤维含量大大减少。

食用方法也影响食物中膳食纤维含量，如蚕豆带皮吃膳食纤维为 10.9 克 /100 克，去皮则为 2.5 克 /100 克。

为促进健康，鼓励老年人选择高纤维的食物，注意烹调加工方法，吃水果而不喝果汁，如果咀嚼困难，可以榨成果泥；选择全谷类而不是精制谷物。

2. 多饮水 水能润滑肠道，软化粪便，促进粪便排泄，老年人应该主动定时、少量多次饮水，而不是等到口渴时才喝水。特别是在冬天，空气干燥，老年人会丢失大量水分，应注意主动补水。每天应饮水5～8杯，包括晨起后一杯温开水，总共为1 500～1 700毫升。只有肠道中有充足水分，膳食纤维才能吸水膨胀，产生足够的粪便容积并刺激肠蠕动。

3. 食物多样化且合理搭配 老年人的三餐饮食应力求做到干稀搭配、粗细搭配、荤素搭配。稀的食物（如米粥、蛋花汤、鸡肉蔬菜汤、酸奶、牛奶、豆浆、纯果汁、银耳汤等）不仅容易吞咽、吸收，而且可以补充水分；粗粮富含膳食纤维和维生素，有利于预防便秘；荤素搭配有利于营养全面。

4. 避免吃辛辣刺激性食物 尽量避免喝浓茶、咖啡，避免吃含大量胡椒粉、咖喱粉、辣椒粉的食物，同时也要少喝酒。可以食用一些具有润肠通便作用的食物，如黑芝麻、蜂蜜、香蕉、决明子等。可以常吃些产气食物，如洋葱、黄豆、萝卜等，刺激肠道蠕动。

5. 提倡健康生活方式 在调节饮食结构的同时，健康的生活方式也同样重要。生活起居要规律，心情舒畅，每天坚持适量运动。根据老年人的生理特点，耐力型有氧运动比较合适，根据自身的体况可选择步行、慢跑、跳舞、门球、太极等运动进行锻炼。

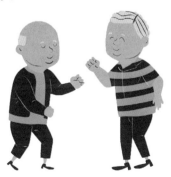

哪些食物有助于预防
阿尔茨海默病

随着年龄的增加，人的记忆力会逐渐减退，俗称"健忘症"，这是正常现象。老年健忘症有生理性的和病理性的，生理性健忘症的程度较轻，和年龄相符，发展到一定程度之后不会再进一步发展；而病理性健忘症，就是阿尔茨海默病，是老年期最为常见的一种痴呆类型。

"我会不会得痴呆？""可不可以预防痴呆？"这是很多老年人关注的问题。我们都知道，认知功能与遗传因素、环境因素、病理生理特点以及生活方式等多种因素有关。其中饮食和营养是可改变的生活方式因素，通过大量动物实验、以人为研究对象的随机对照试验以及对人体相关营养素的测定发现，B 族维生素、n-3 系列多不饱和脂肪酸、多酚和维生素 D 等营养素对认知保护作用的证据最强。

1. n-3 系列多不饱和脂肪酸　n-3 系列多不饱和脂肪酸对于延缓认知功能的下降具有重要作用。研究显示，增加膳食中 n-3 系列多不饱和脂肪酸的含量可以调节神经兴奋性，减少氧化损伤，降低阿尔茨海默病的发病率。鱼类中含量丰富，坚果、豆类、亚麻籽油等食物中也较多。

2. B 族维生素　大量证据都有力地支持 B 族维生素在减缓认知衰退进程和可能降低老年抑郁症风险中的作用。老年认知障碍与叶酸、维生素 B_{12} 和维生素 B_6 水平较低有关。研究表明，高剂量叶酸、维生素 B_{12} 和维生素 B_6 的补充，不仅提高了认知能力，通过磁共振成像检查发现其还可减缓轻度认知障碍患者脑萎缩的速度。动物性食物，如肉、蛋、奶、鱼、虾富含维生素 B_{12}，发酵后的豆制品也含有大量维生素 B_{12}。

3. **多酚类化合物**　多酚类化合物是一类主要存在于水果、蔬菜、谷物中的天然化合物。被认为是具有抗氧化作用的食物之一。多酚类化合物可分为两类：非黄酮类化合物和黄酮类化合物，多项研究表明多酚的摄入可改善老年人的认知能力。姜黄素是多酚类化合物的一种，属于黄酮类，可以作为抗痴呆的一个良好选择。另一种非黄酮类化合物是白藜芦醇，很多水果富含白藜芦醇，包括葡萄、蔓越莓等。白藜芦醇具有神经元保护性，能清除自由基，刺激抗氧化酶的产生，对导致阿尔茨海默病的某些分子蛋白有积极调节作用。

4. **维生素 D**　关于维生素 D 在大脑保健中的作用证据越来越多，其既有保护神经的作用也有保护血管的作用，大量研究证明维生素 D 缺乏可以增加老年人出现认知功能障碍的风险。然而，维生素 D 缺乏在老年人群中普遍存在，老年人应该多吃富含维生素 D 的食物，比如三文鱼、金枪鱼、沙丁鱼以及牡蛎等，此外鸡蛋中也含有相对较多的维生素 D。

5. **锌元素**　锌是人体必需的微量元素，在大脑发育和工作中起着重要的作用。充足的锌是中枢神经系统发育和神经干细胞分化的关键，对认知功能有重要作用。锌在动物性食品中含量丰富，其中生蚝中含量最高，植物性食品中如蘑菇、豆类、坚果等含量也较高。

有哪些适合老年人吃的零食

对于正餐不能摄取充足营养的老年人，除每日进食正餐外，适当吃点零食可以补充营养素摄取的不足。因此，适当吃点零食有益于老年人的健康，在休闲时吃点零食还可以增加老年人的生活乐趣。

那么，适合老年人吃的零食有哪些呢？

坚果类零食（如核桃、葵花籽、花生、松子等）中不饱和脂肪酸含量高，特别是含丰富的 α- 亚麻酸，在体内可代谢为 EPA 与 DHA。EPA 对清理血管有重要作用，能减少心血管疾病的发生。DHA 俗称"脑黄金"，对增强记忆、提高思维能力等有作用。但坚果类食物脂肪含量高，食用太多也不易吸收，因此一次不宜吃多，每次一小把 10 克左右即可。

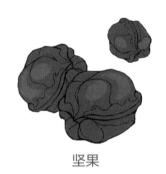

坚果

老年人随着年龄的增加，骨质不断丢失，尤其是绝经期妇女，骨质丢失更为严重，易发生骨质疏松和骨折。鲜奶与奶粉含钙量丰富，经发酵成酸奶后，钙等营养物质利用率进一步提高。老年人在睡前可少量吃些零食，如一小杯酸奶加两片饼干，不仅有助更快入眠，还可以达到补钙的功效。

酸奶

酸奶

酸奶还有改善消化吸收、调节肠道菌群的作用。市场上销售的酸奶可分为普通酸奶与益生菌酸奶。普通酸奶是指由鲜牛奶添加保加利亚乳杆菌和嗜热链球菌而成，但这两种菌耐酸性比较弱，喝下去后在胃酸和胆汁的作用下，能存活到达肠道的几乎没有。也就是说，这些菌不能很好起到"调节肠道菌群"的作用。如果在普通酸奶发酵的基础上，再添加另外两种益生乳酸菌，就称为益生菌酸奶，其在标识上通常有"益生菌"字样。添加的益生菌通常是乳杆菌属与双歧杆菌属中的一些菌种，如嗜酸乳杆菌和双歧杆菌。这些菌种的保健作用比较强，且有可能定植在肠道内发挥作用。

冬春时节气候干燥，可以吃些梨滋阴润燥，吃些熟透的香蕉润肠通便。而像大枣、狝猴桃、柚子、葡萄等含维生素 C 较多的水果，有助于预防和改善动脉粥样硬化。香蕉、橙子、苹果、哈密瓜含钾量比较高，适合在两餐之间食用。但要注意，水果也不宜多吃，每天 200 克左右为宜，以免肠胃不适。

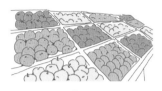

水果

老年人由于胃肠道功能减弱，一次进食过多食物不易消化吸收，可少量多餐，每天进餐 4~5 次。饼干、糕点类携带方便，且饱腹感强，是老年人零食的佳选。一般选择易咀嚼消化又有香味的糕饼，如无糖苏打饼干、全麦或粗粮面包。而含糖量高及含有过多反式脂肪酸的糕点则应尽量避免。

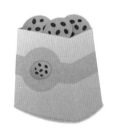

饼干、糕点

老年人吃零食应该注意以下几点。

1. **数量不宜过多**　零食不能像正餐那样，它只是一种补充，不可过量，否则会影响健康。

2. **掌握好时间**　吃零食应在两餐之间或夜晚感到饥饿时，以补充正餐的不足，并以易于消化的零食为宜。

3. **不吃熏烤、油炸的零食**　因食品经熏烤、油炸后，极易产生对身体有害的物质，严重的还会引发癌变。

4. **不宜食冷饮类零食**　因寒冷刺激易引起胃肠道血管收缩，减弱消化功能，诱发胃肠不适等疾患。

老年人如何做到清淡饮食

随着年龄增加，人的味觉感知能力下降，老年人容易摄入过多的食盐。有调查数据显示，我国绝大多数老年人每天食盐摄入量大大超过了每日 5 克的推荐量。食盐摄入过多是高血压的危险因素。因此，老年人应倡导清淡饮食。

什么是"清淡饮食"

很多人有一定的误解，觉得清淡饮食就是不吃荤菜，只吃素菜。虽然吃素得到了许多人的认同，但对于普通人来说，长时间素食容易造成营养不足或营养缺乏，不利于健康，因此清淡饮食不能只吃素。

平时医生和营养师口中的"清淡饮食"是指在营养充足并均衡的前提下，控制食盐、油脂、精制糖、胆固醇的摄入量。那些杜绝肉类的"清淡饮食"是不科学的，因为肉类可提供蛋白质和脂肪等营养物质，同样不可或缺。

如何做到清淡饮食

1. **食物多样化，搭配合理**　清淡饮食要在食物多样化的基础上进行合理荤素搭配，将动物性食物、食用油和盐限制在合理范围内，避免过多地使用辛辣调味品。科学的清淡饮食有助于保持健康，尤其对于患有高血脂、肥胖、胃肠疾病、心脑血管疾病以及术后的患者。

2. **控制油、盐、糖的摄入量**　①油：油炸食品确实口感较好，但很容易造成油脂过高，而且油炸会导致营养成分流失。每日摄入的食用油量应控制在 25～30 克。②盐：除了菜里的盐，一些零食、榨菜、酱菜等都含有盐，因此吃这些食品会不知不觉摄入很多盐。老年人每日盐摄入量不应超过 5 克。③糖：摄入过多糖会影响糖代谢功能，老人的代谢功能弱，更应坚持低糖。

3. 吃肉多瘦少肥　《中国居民膳食指南（2022）》建议，每天摄
入畜禽肉 40～50 克。猪牛羊等红肉含有丰富的优质蛋白质，其瘦肉能
补铁，适合有贫血问题的人食用。不过，肥肉脂肪含量较高，容易影响
心脑血管健康，还会造成肥胖，所以应多以瘦肉为主。与畜肉相比，
鱼、禽类脂肪含量相对较低，不饱和脂肪酸含量较高，特别是鱼类，对
预防血脂异常和心脑血管疾病等有重要作用，因此有这类疾病的人吃肉
应首选鱼、禽肉。

4. 用油少量多种　清淡饮食要少油，还要保证多品种。花生油、
米糠油、茶籽油、低芥酸菜籽油、橄榄油、葵花籽油、大豆油等最好经
常换着吃。

5. 吃豆配合吃蛋　清淡饮食的人大多会减少肉类蛋白质的摄入，
此时就需要重视植物蛋白质的摄入，特别是大豆及其制品的摄入，它们
富含优质蛋白质，可每天吃 200 克豆腐或 100 克豆制品。此外，还可
搭配 1 个鸡蛋、1 杯牛奶。

6. 主食粗细搭配　清淡饮食还包括少吃精加工和含糖量高的食
品。糖尿病患者及肥胖人群应多吃些富含膳食纤维、血糖生成指数低的
粗粮，如全麦粉、莜麦、荞麦、玉米、高粱米等，这些食物具有饱腹感
强、延缓葡萄糖吸收、通便、减肥、降脂等功效。

7. 调料少辣多样　味同嚼蜡不是清淡，相反，清淡饮食要充分利
用醋、葱、蒜、辣椒、芥末等调味品，不仅能提高食欲，还能减少盐的
使用。但需要注意的是，辣椒用量要有所控制，尤其是术后患者要
少吃。

8. 烹调多蒸煮　烹饪时，多采用快炒、清炖、清蒸、白灼等方
式，可最大限度保留食物的原味和营养素。

老年人如何更好地吃水果

许多老年人不爱吃水果，这种习惯会影响健康。水果中含有丰富的膳食纤维，能增加肠蠕动，有预防肠癌的作用。水果中含果胶多，这种可溶性膳食纤维有降低胆固醇的作用，有利于预防动脉粥样硬化、高血压、冠心病等。老年人由于内脏器官衰老，会导致各生理机能减弱，如消化能力差、肠蠕动减慢、胃黏膜萎缩等，所以在吃水果的时候一定要有所选择。

1. 选择不同的水果 每天选择 2 ～ 3 种不同品种的水果 200 ～ 400 克，多选择深红色、深黄色水果，如鲜枣、柑橘、柿子、杏、山楂、芒果、草莓等，还可适当选择野果，如猕猴桃、刺梨、沙棘等，这些水果富含胡萝卜素或维生素 C、叶酸等。但老年人不宜一次进食大量水果，以免引起血糖升高和胃肠不适，可采用"少量多次"的吃法。

2. 多选新鲜、成熟的水果 它们所含的营养成分一般比未成熟水果高，比放置过久的水果更安全。

3. 巧食水果 牙齿不好的老年人，吃水果时可切成薄块，一口一块便于食用；也可捣碎制成水果泥，现做现用；消化不好者可将水果蒸熟食用。

4. 掌握吃水果的时间 应视个人习惯、是否方便、吃后感觉是否舒服等情况而定。餐前吃水果有利于控制进食总量，避免能量摄入过多，保持健康体重，也可选在餐后和两餐之间食用。

5. 对患有不同病症的老年人应吃不同的水果 ①经常胃酸的老年人不宜吃李子、山楂、柠檬等含有机酸较多的水果。②经常便秘的老年人不宜多吃柿子，因柿子含有大量柿胶，加重便秘，可以吃桃子、香蕉等，有缓解便秘的作用。③经常腹泻的老年人可适当多吃苹果，因为苹果有收敛和固涩的作用。④患有糖尿病的老年人，不但要少吃糖，同时也要少吃含糖量较多的香蕉、苹果等水果，以免病情加重。

老年人
怎么喝水

生命离不开水，随着年龄增长，体内固有水分会逐渐减少，皮肤出现皱纹就是细胞内水分渐减的表现。体内水平衡受饮水中枢的调节，与中青年人相比，老年人对失水与脱水的反应不敏感，口渴感觉比较迟钝，在环境温度和湿度升高的情况下，水分摄入不足的风险增加。如果缺水，不仅影响消化，也容易使血液变黏稠，增加血栓的危险。所以，老年人一定要重视喝水，学会正确喝水。

早晨起床后需要重视喝水，因为整夜睡眠期间皮肤隐性出汗、呼气水分丢失或排尿，使机体失去了一部分水分，故清晨血液变得黏稠。喝水可以降低血液黏度，增加循环血容量，加快代谢废物排出。

有些老年人可能会担心早上空腹喝水会冲淡胃液，影响吃早饭，其实这是一种不必要的担心。早上适量喝点水（一次不超过 200 毫升），对早饭的消化吸收不会产生影响。相反，体内水分达到平衡时，还可以保证吃饭时消化液的充足分泌，增进食欲，帮助消化。不少老年人还习惯早上运动，晨起运动前也是有必要喝水的。

一般是建议在起床后就喝一杯水（200 毫升左右）。在运动前还可以再补充些，如果运动时间超过半个小时，要及时补水，以免脱水。

老年人每天要喝多少水才好

老年人每天的饮水量应不低于 1 200 毫升，以 1 500 ~ 1 700 毫升为宜。正确的喝水方式是主动少量多次喝水，每次 50 ~ 100 毫升，每天清晨喝一杯温开水，白天不应在感到口渴时才喝水，应养成定时和主动喝水的习惯，晚上睡前 1 ~ 2 小时喝一杯水。另外，建议那些患有肾脏疾病或某些代谢性疾病的老年人在医生的指导下制定喝水的量，以免给身体造成负担，加重原有疾病。总之，应注意避免一次性喝太多水而影响消化，或加重肾脏和心脏等器官的负担。

白开水安全卫生，是老年人的最佳选择。至于要喝凉水还是热水，建议首选温热的，但需要注意的是，口腔和食管表面上有柔软的黏膜，它们最高能耐受的温度是 50～60℃，如果水的温度太高，就会有烫伤的危险。

白开水

淡茶水可以根据个人情况适当选择。但注意不要太浓，特别是不要在晚上喝，以免影响睡眠。胃肠道功能不是很好的老年人也应尽量避免选择浓茶。

淡茶水

其实并不推荐蜂蜜水。有些老年人特别推崇早起空腹喝蜂蜜水来润肠通便。但是，达到效果的前提有两个：一是你的身体"果糖不耐受"，这是基因决定的；二是要喝足够量的蜂蜜，一杯蜂蜜水是不够的，起码得几十克，这真的很容易长胖。对于大部分老年人来说，喝一杯蜂蜜水的通便效果估计跟喝白开水没有明显差别，而且也不利于糖尿病患者维持血糖稳定。所以，蜂蜜水不推荐。

蜂蜜水

淡盐水也不值得推荐。如果早晨起来就喝盐水，还会继续加重身体缺水的状态。特别是患有高血压、心脏病及肾功能异常的老年人，不要喝淡盐水。

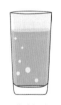

淡盐水

咖啡可以少量喝，但患有胃溃疡、十二指肠溃疡、炎症性肠病、肠易激综合征以及胃肠道手术恢复期等胃肠道疾病的老年人，喝完咖啡会出现反酸、胃灼热等不适的老年人，都应注意不要空腹喝咖啡。

咖啡

老年人提高免疫力吃什么

为什么秋冬季节天气发生变化的时候，老年人容易感冒、咳嗽、易疲劳，发生呼吸道、消化道以及泌尿道的感染？这是由于老年人免疫系统功能减退，对外界致病微生物的抵抗能力降低所致。老年人易得各种慢性疾病，也与免疫力降低有关系。

免疫系统如同一支训练有素的精锐部队，对于外界侵入人体的有害物质进行识别、围剿，并且及时清除新陈代谢中死亡的细胞或组织碎片，以维持机体内环境的平衡与稳定，所以免疫系统对我们的健康至关重要。随着年龄的增长，老年人的免疫力呈现逐渐下降的趋势。但通过合理膳食可以减缓下降趋势，保持甚至提高自身免疫力。以下是一些增强免疫力的食物，平时可适当选用。

1. 富含蛋白质的食物　富含蛋白质的食物有畜禽肉、鱼、奶类、蛋类、豆类等。鸡蛋作为经济实惠的优质蛋白来源，建议每天吃一个。蛋黄中富含多种维生素和矿物质，能加强营养，提高免疫力，如果胆固醇不高，建议蛋黄不要浪费。此外，推荐老年人每天饮奶类饮品300克。肠胃功能不好的老年人可适当饮用酸奶，以调节肠道菌群，提高机体免疫力。

2. 富含维生素 A、维生素 E、维生素 C 的食物　维生素 A 及其衍生物从多方面影响免疫力，适度补充维生素 A，可提高机体免疫力。维生素 A 的食物来源有两方面：动物性食物如肝脏、鱼肝油、鱼卵、全奶、奶油、蛋黄等含量丰富；植物性食物中的胡萝卜素是维生素 A 原，进入体内后能转化为维生素 A 发挥作用，植物性食物中胡萝卜素含量较多的是深黄绿色蔬菜和水果。

维生素 E 是体内抗氧化剂，也是免疫调节剂。植物油、麦胚、坚果、种子、豆类、谷类等含量丰富。

维生素 C 是免疫系统必需的，各种新鲜蔬菜、水果是维生素 C 的良好来源，如猕猴桃、樱桃、辣椒、苦瓜等。

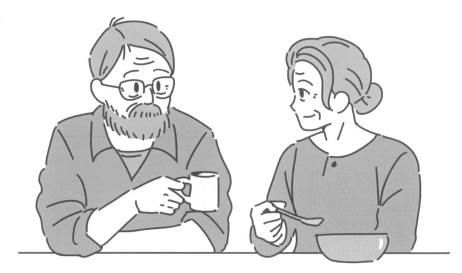

3. 富含微量元素铁、锌和硒的食物 铁是人体必需的微量元素，轻度缺乏即可致免疫功能受损。动物性食物，如肝、肾、血、瘦肉、蛋黄、鱼及海产品中含铁较丰富，且易为人体吸收利用。

锌对免疫系统的维持至关重要，参与维生素 A 的代谢，能提高人体免疫力。动物性食品含锌高且吸收率高，如贝壳类海产品、红肉类、动物内脏等。

硒是体内重要的抗氧化剂，成人每日硒的推荐摄入量为 60 微克。食物中的硒含量变化较大，主要与生长土壤的硒含量有关。海产品、动物内脏及肉类都是良好来源。

4. 水 多喝水可保持器官黏膜湿润，抵挡细菌的侵入。研究证明，白开水是人体新陈代谢理想的生理活性物质，推荐老年人每日饮水 1 500～1 700 毫升。

扩展阅读

老年肿瘤患者怎么吃

老年糖尿病患者怎么吃

老年高血压患者怎么吃

扫码阅读，了解更多

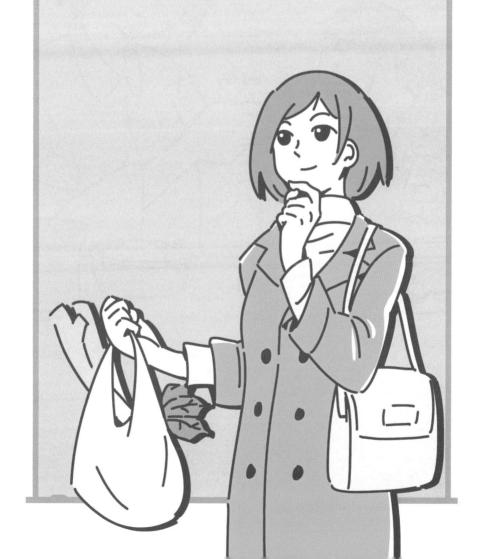

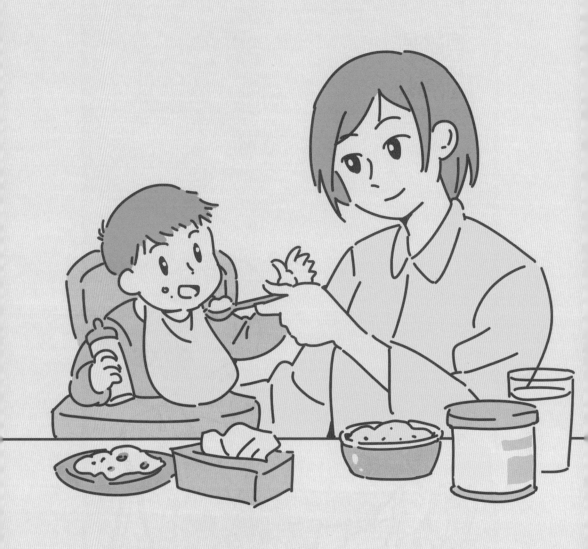

儿童青少年营养

　　孩子的健康是一个家庭的大事，良好的营养是健康成长的基础保障，不仅决定着孩子的体格发育，而且直接影响着智力发育。无论是刚刚出生的小婴儿还是处于青春期的青少年，营养始终是家长们关心的话题。

　　下面就跟随书中的内容，一起走进孩子们的营养世界吧!

婴儿哭闹是代表饿了吗

遇到婴儿哭闹，首先应判断婴儿是否生病了，体温是否正常，有无呼吸急促，如果没有异常，可能是饿了、尿不湿脏了不舒服、肚子胀气或者需要安抚等。婴儿哭闹的原因有很多，饥饿只是其中一个，掌握婴幼儿应该喂哺的奶量对判断婴儿哭闹的原因有一定作用。

我们先了解一下正常足月新生儿（出生体重2500克以上）胃容量大小：生后第1天大约像樱桃那么大；生后第3天大约像核桃那么大；生后第5天大约像杏子那么大；生后第7天就像鸡蛋那么大了。

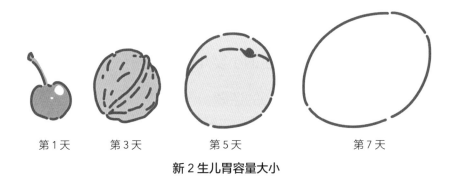

| 第1天 | 第3天 | 第5天 | 第7天 |

新2生儿胃容量大小

世界卫生组织推荐婴儿纯母乳喂养至6月龄，母乳喂养原则为按需哺乳，无法精准计量喂哺量，现以配方奶为例，列举婴幼儿喂奶量。

正常足月新生儿一天需要的奶量为每千克体重50毫升，每天增加的量也是每千克体重50毫升，并逐渐增长达到每天每千克体重140~160毫升。以新生儿出生体重3千克为例，出生后第1天总奶量为150毫升，如果2~3小时喂哺一次，一天喂10次，每次的奶量约为15毫升；第2天喂奶总量300毫升，如果一天喂10次，每次奶量约为30毫升；第3天奶量增加到450毫升，按每日10次算，每次喂奶量约为45毫升。

当达到每天每千克体重150毫升的奶量时，维持此量，根据婴幼儿体重的增长相应增加喂哺量。随着月龄增长，哺乳次数相应减少，至添加辅食后喂哺次数进一步减少，每次喂奶量相应增加。

不同年龄婴幼儿奶量及哺喂次数情况（以出生体重 3 千克为例）

年龄	每日需要奶量	每日喂哺次数	每次喂奶量
1 天	50 毫升 / 千克 ×3 千克 =150 毫升	10 ~ 12 次	15 毫升
2 天	(50+50)毫升 / 千克 ×3 千克 =300 毫升	10 ~ 12 次	30 毫升
3 天	(50+50×2)毫升 / 千克 ×3 千克 =450 毫升	10 ~ 12 次	45 毫升
4 天~ 3 个月	150 毫升 / 千克 × 实际称量体重（千克）	不少于 8 次	50 ~ 120 毫升
4 ~ 6 个月	800 ~ 1 000 毫升	6 ~ 8 次	100 ~ 180 毫升
7 ~ 9 个月	700 ~ 800 毫升	至少 3 ~ 4 次	150 ~ 250 毫升
10 ~ 12 个月	600 ~ 700 毫升	不少于 2 ~ 4 次	150 ~ 300 毫升
13 ~ 24 个月	400 ~ 600 毫升	1 ~ 2 次	200 ~ 300 毫升

注：以上列举为推荐喂哺量，但每个婴幼儿个体不一样，所需奶量也会有差异。

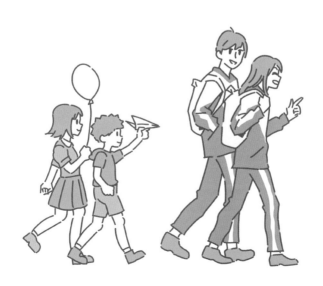

怎样判断母乳量是否充足

很多新手妈妈在刚开始哺喂孩子时总觉得孩子吃不饱，感觉每天大部分时间都在喂奶，孩子还总是哇哇大哭，所以很焦虑。实际上母乳喂养是按需哺乳，很难估计孩子一天到底进食多少奶，母乳中水分含量比较多，充足喂养一顿奶可以维持孩子 2 小时左右不饿，但是刚出生的孩子吸吮能力欠佳，睡眠时间比较长，所以经常喝着奶就睡着了，实际进食奶量并不足，所以孩子会时不时就要喝奶。

应该怎么判断母乳量是否充足呢？在这里给大家介绍可以参考的主观指标和客观指标两方面。

主观指标

1. **乳母的主观感受**　如果喂奶前乳房胀满，孩子吸吮后乳房有明显落空感，且双侧乳房均完全喂哺，这种情况下通常母乳量是充足的。相反，喂奶前乳房并不感觉胀满，孩子吸吮后还在找寻乳汁或哇哇大哭，一般反映母乳量不足。

2. **观察孩子的表现**　有效吸吮母乳的时长超过 15 分钟（满月之后的孩子），母乳喂养后可以持续 2 ~ 3 小时不饿，说明母乳充足。

客观指标

1. **大便** 如果婴儿喂养适当，应在出生后约 3 天内排空胎便（胎便是婴儿在母体内已经形成的粪便，颜色为墨绿色，形态黏稠），并逐渐转为正常大便。出生 4 天后，大多数婴儿每天排便 3 次或更多，且排便时间通常与哺乳时间同步。到出生后第 5 天，大便应为浅黄色并有颗粒物。胎便排出延迟可能与乳汁生成延迟或无乳汁生成、喂奶方式不当、乳汁排出不畅有关，罕见情况下可能有病理性因素，需要及时就诊。

2. **小便** 一般出生后第 1 个 24 小时排尿 1 次，之后 24 小时增加至 2~3 次，第 3 天和第 4 天为每天 4~6 次，第 5 天之后为每天 6~8 次。排尿次数减少、尿液呈深黄或橙色或尿布中有砖红色尿酸盐晶体时，通常表明婴儿的液体摄入量不足，如增加液体摄入量后这种状况仍不能得到改善，应及时就医。

3. **体重** 婴儿出生后体重减轻是正常现象，预计下降比例为出生体重的 5%~7%。正常婴儿出生后 5 天左右随着吃奶量的增加会停止体重下降，出生后 1~2 周龄时体重通常会恢复至其出生时的水平。一般在 3~4 月龄时达到出生体重的两倍，1 岁时一个母乳喂养并合理添加辅食的婴儿，体重约是出生体重的 2.5~3 倍。但是除了看当前的体重值之外，还要连续监测婴儿的体重变化，并将体重指标在出生发育曲线上，绘制婴儿"生长发育曲线"，通过生长变化趋势判定喂养状况是否合理。

新生儿黄疸是否
应该停止喂母乳

新生儿黄疸是新生儿期由于胆红素代谢异常，超出其代谢能力，引起体内胆红素升高，导致皮肤、巩膜等黄染，是新生儿最常见的临床问题，可分为生理性和病理性两类。大约 60% 足月儿和 80% 以上的早产儿可于出生后 2~5 天出现生理性黄疸，新生儿时期很常见，也是我们这里讨论的主要黄疸类型。

生理性黄疸的类型

1. **母乳喂养性黄疸** 现在有不少家长坚持在孩子出生后只进行纯母乳喂养，不添加任何配方奶，而很多产妇在分娩后的前两天产乳量比较少，最初这几天孩子奶量供给不足，胎粪排出延迟，使得肝肠循环增加，导致其胆红素水平高于添加配方奶的新生儿，甚至达到需要干预的标准，这类母乳喂养性黄疸的孩子生理性体重下降可以超过 12%。

2. **母乳性黄疸** 这类孩子早期喂养充足，胎便排出正常，后期以纯母乳喂养或母乳喂养为主。黄疸出现于出生 1 周后，2 周左右达高峰，然后逐渐下降。若继续进行母乳喂养，黄疸可延续 4~12 周方消退；若停止母乳喂养，黄疸在 48~72 小时明显消退。新生儿生长发育良好，并可以除外其他非生理性黄疸的原因，就是我们通常说的生理性黄疸。

1. 主要是确保新生儿摄入足量母乳，必要时补充配方乳。适当补水，增加胃肠道蠕动，促进粪便排泄，有利于黄疸消退。已经达到病理性黄疸标准的新生儿需要及时干预。

2. 出现母乳性黄疸时，当总胆红素（total bilirubin，TSB）< 257微摩尔/升（15毫克/分升）时不需要停母乳，当TSB > 257微摩尔/升（15毫克/分升）时可暂停母乳3天，改人工喂养。当TSB > 342微摩尔/升（20毫克/分升）时则加用蓝光照射治疗。母乳性黄疸的婴儿若一般情况良好，没有其他并发症，则不影响常规预防接种。

3. 除了加强母乳喂养外，还可以适当补水，增加肠道蠕动，促进排便，有利于黄疸消退。新生儿每日液体量为每千克体重150毫升，每天除了喂奶时给予的水分外，还可以适量补水。每次可以给5~10毫升，在两次喂奶之间给一次水，在给新生儿喂水时，要注意不要过急、过多，冷热也要适宜，同时，还要注意奶具清洁与消毒。

4. 增加户外活动。太阳光里包含蓝光，晒太阳可以帮助降低黄疸，但需要身体充分暴露于阳光之下才能起作用。由于新生儿皮肤娇嫩，皮肤直晒容易引起晒伤，每次晒太阳时间不宜过长，可以增加每天照射次数。对于阳光照晒效果不佳的新生儿还是推荐蓝光照射治疗。

5. 新生儿排便次数和量少可能导致肝肠循环增加，黄疸消退欠佳，这种情况下可以添加益生菌改善肠道功能，促进排便。

6. 生理性黄疸一般可自行消退，足月儿不超过2周，早产儿不超过4周。如果是病理性黄疸，要根据医生的建议进行相应治疗。

孩子喝普通配方奶粉肚子总是咕咕响，大便稀，是乳糖不耐受吗

乳糖不耐受是因肠道缺乏乳糖酶或乳糖酶分泌减少，小肠不能分解或不能完全分解乳类食物中的乳糖，而出现每日排便数次至 10 余次。大部分乳糖不耐受婴幼儿肠道气体多，肚子总是咕咕响，常带出少量粪便在尿布上，大便多为黄色或青绿色稀糊便，或呈蛋花汤样，泡沫多，有奶块，少数出现回奶或呕吐，还伴有腹胀和不同程度的不安、易哭闹，肠绞痛少见。

婴幼儿先天性乳糖酶缺乏很少见，继发性乳糖酶缺乏是一种暂时性疾病，随着肠道功能修复后可逐渐好转，一般需要数周至数月。乳糖不耐受婴幼儿如果大便次数不多且不影响生长发育，一般无须特殊治疗。若腹泻次数多，体重增加缓慢则需要进行饮食调整，主要应限制含乳糖的食物，适当给予替代食物以保证婴幼儿的营养需要。

乳糖不耐受的治疗目标是消除症状，同时避免营养缺乏。对于先天性乳糖酶缺乏应终生禁食乳糖；对于继发性乳糖酶缺乏首要的治疗是针对原发病的医治，其中营养治疗主要包括以下几个方面。

1. 无乳糖配方食品　可以选择在婴儿配方奶的成分中以其他糖类替代乳糖的无乳糖配方奶粉，其中蛋白质、脂肪和其他成分仍保留配方奶成分，营养全面还有利于减轻腹泻症状。腹泻停止后 1～2 周可逐渐增加母乳喂养次数，改为母乳和无乳糖配方奶粉混合喂养，最终转为母乳或普通配方奶。先天性乳糖不耐受患儿使用无乳糖配方奶粉时间会较长，继发性乳糖不耐受者经较短时间的干预常可治愈。

2. 益生菌及发酵乳　在婴幼儿饮用的奶中加入益生菌，可以帮助分解乳糖，还有利于肠道中乳糖酶的恢复；较大幼儿可以直接饮用发酵乳，利用乳酸的发酵作用使牛奶中 25%～50% 的乳糖得以分解，使发酵乳的乳糖水平降低，同时发酵乳中的活菌可进入肠道，改善肠道菌群，从而减少因为乳糖酶缺乏产生的乳糖不耐受，缓解腹胀、腹痛、排气多等表现。

3. 乳糖酶 乳糖不耐受最重要的原因就是乳糖酶缺乏或活性低下，从理论上讲，补充乳糖酶是最佳选择。国内外已有一系列商品乳糖酶上市，在喂奶前 30 分钟提前将乳糖酶溶入水中给婴幼儿服用，使其作用充分发挥。目前已有新的乳糖酶产品，为液态制剂，可以在喂奶前直接加入母乳中，发挥分解乳糖的作用。

如果婴幼儿出现以上症状，且替换奶粉为无乳糖配方、添加乳糖酶或使用替换食品后症状缓解或消失，体格发育恢复正常，就可判断为乳糖不耐受。

辅食应该什么时候添加

随着婴儿月龄增长到 6 个月，母乳所提供的营养已不能完全满足生长发育的需要，需要及时添加辅食。辅食添加是婴儿从液体类食物逐渐过渡为普通固体食物的一个重要阶段，这个过程基本在 6～24 月龄完成。适时添加辅食，对于促进婴儿味觉发育，锻炼咀嚼、吞咽、消化能力，培养儿童良好的饮食习惯，避免挑食、偏食等都有重要意义。

辅食添加时间

对于大多数婴儿，满 6 个月是开始添加辅食的适宜年龄，但当婴儿出现下列四种情况时，可以提前添加辅食，但不应早于 4 个月。

1. 母乳已经不能满足婴儿的需求，婴儿体重增加不理想。

2. 婴儿有进食欲望，看见食物会张嘴期待。

3. 婴儿口水分泌较多，喜欢吃手，同时具备支撑坐一会儿的能力。

4. 还有一种特殊情况就是早产、低出生体重儿，这类孩子添加辅食的时间是在纠正年龄 4～6 月龄的时候视情添加。比如早产 2 个月的孩子，按照矫正年龄为 4 月龄，实际上已经出生 6 个月了，如果体格发育得较好，同时具备以上述第 2 点和第 3 点表现，即可添加辅食。

辅食添加原则

1. 由一种到多种。

2. 由少量到多量。

3. 由细到粗。

4. 由稀到稠。

**营养
小贴士**　▶ 纠正年龄

纠正年龄指的是按照胎龄或预产期计算出来的年龄。比如一名早产儿的预产期为 2021 年 7 月 1 日，但在 2021 年 5 月 1 日提前出生，到 2022 年 1 月 1 日，该早产儿的纠正年龄为 6 月龄，计算方法如下。

1. **按照胎龄计算**　足月分娩应为 40 周（10 个月），早产儿提前 8 周（2 个月）出生，虽然宝宝现在已经出生 8 个月了，但是需要减掉提前出生的 2 个月，也就是纠正年龄为 8 - 2 = 6 月龄。

2. **按照预产期计算**　即从 2021 年 7 月 1 日预产期开始计算，至今（2022 年 1 月 1 日）为 6 个月时间，即为该早产儿的纠正年龄（6 月龄）。

辅食添加方法

1. **辅食添加初始阶段（4 ~ 6 个月）**　初始阶段是抚养者尝试让婴儿感受辅食、接受辅食和练习咀嚼、吞咽等摄食技能的过程。这个过程有较大个体差异，一般需要 1 个月左右时间。初始阶段添加的辅食，应是容易吞咽和消化，不容易导致过敏的食物。强化铁的谷类食物，如强化铁的米粉等；蔬菜类，如白萝卜、胡萝卜、南瓜、西红柿、菠菜泥等均是常见的选择；水果类常见的有苹果、香蕉、梨子、木瓜泥等。食物应为泥糊状，避免过稀或过稠，方便吞咽。开始时每天 1 次，每次 1 ~ 2 勺米粉或蔬菜泥、水果泥，每次只添加一种。注意观察婴儿添加辅食后的反应。观察 5 ~ 7 天无不良反应后再添加另一种辅食，随着时间推移，逐渐增加到一天 2 ~ 3 餐。

2. **辅食添加第二阶段（7 ~ 9 个月）**　这个阶段婴儿多数已经萌出了切牙，具有一定的咀嚼、吞咽能力，消化能力也在提高。在前期辅食的基础上，适当增加谷薯类食物、蔬菜和水果的种类。注意食物的能量密度和蛋白质含量，富铁食物、深色蔬菜优先。高蛋白食物包括动物性食物，如蛋黄、畜禽类、鱼类和豆类食物。红肉、肝泥、动物血中的铁含量丰富且易于吸收，而蛋黄及植物类食物中的铁吸收率较低。根据辅食种类搭配或烹制需要可添加少许油脂，以植物油为佳，数量应在 10

克以内。食物质地从泥状逐渐过渡到碎末状，适当增加食物的粗糙度，如从蔬菜泥、水果泥到软的碎末状水果和蔬菜。可给 8 个月婴儿提供一定的手抓食物，如手指面包、蒸熟的蔬菜棒（块）以锻炼婴儿咀嚼和动手能力。婴儿 9 个月后基本可用杯子进食液体食物。每天辅食喂养两次。谷薯类食物，如面条、面包或土豆等 3～8 勺；动物类、豆类食物，如蛋黄、红肉、鸡肉、鱼肉、肝脏、豆腐等 3～4 勺；蔬菜、水果类各 1/3 碗。此时，婴儿具备了一定的手眼协调能力，要为其提供手抓进食的机会，提高婴儿自主进食的兴趣和积极性。

3. 辅食添加第三阶段（10～12 个月） 通过前两个阶段的辅食添加，婴儿已经适应了多数常见食物，并且达到了一定进食数量，手眼协调摄取食物的能力得到发展，口腔咀嚼、翻动、吞咽食物的能力更加熟练。该阶段应进一步强化喂养模式，培养良好的饮食习惯。辅食继续添加各种谷类食物，如软米饭、面包、饼干；豆类食物，如豆腐；动物性食物，如蛋黄、畜禽类、鱼类食物；常见的蔬菜和水果。油脂量控制在 10 克以内。此阶段婴儿长出了较多乳牙，能处理更多粗加工食物，食物质地由泥状、碎末状逐渐过渡到碎块状、指状，但要避免进食不易弄碎或过滑的食物，如鱼丸、果冻、爆米花等，以免引起窒息或其他意外。根据婴儿需要增加进食量，一般每天 2～3 次，加餐 1 次，进食量为每天谷薯类 1/2～3/4 碗，动物类包括蛋黄、红肉、禽肉、鱼肉等 4～6 勺；蔬菜类和水果类各 1/2 碗，让幼儿与家人同桌吃饭，在父母帮助下练习用勺进食、用杯子喝水，让进餐过程变得有趣，提高儿童进食的积极性和主动性。

以上推荐量只是达到稳定状态的平均量，实际喂养中应视婴儿个体情况，按需喂养。世界卫生组织强调，应重视 7～24 月龄婴幼儿动物性食物的添加。但辅食添加没有特定的顺序，可按照家庭或当地的饮食习惯、文化传统等引入，利于实现食物多样化，也有助于减少食物过敏。通过定期测查儿童体重、身长等进行生长发育评价，可衡量喂养是否满足了婴儿的营养需要。

4. 辅食添加第四阶段（13～24 个月） 多数幼儿 1 岁后乳磨牙开始萌出，咀嚼能力明显提高，也具备较好的运动协调能力、一定的认知和自控能力，该阶段是进一步锻炼自主进食能力、培养巩固良好饮食习惯的重要时期。普通食物（辅食）已经占据食量的一半以上，逐步成为儿童食物的主体。除了前述谷薯类、动物类、蔬菜类和水果类普通食物外，一些容易引起过敏的食物包括鸡蛋蛋白、贝壳类（虾、蟹），花生和坚果类（杏仁、腰果和核桃等）食物已经可以尝试添加，但要适当粉碎加工，方便食用，并注意观察添加后幼儿的反应。注意口味清淡，每天油脂量不高于 15 克，食盐量低于 1.5 克，避免刺激性食物。食物质地可尝试各种较大块的家常食物，如各种肉块、水果、果干或大块蔬菜等，进一步锻炼幼儿咀嚼、吞咽能力。但此时幼儿牙齿、咀嚼和吞咽能力还在发育过程中，食物的质地要比成人的食物相对松一些，质地太硬会引起咀嚼、吞咽困难。每日进食 3 餐，每餐 1 碗，另加餐 2 次（在两次正餐之间各加 1 次）。辅食数量是每天谷物类 3/4 ~ 1 碗，鸡蛋、红肉、畜肉、鱼肉约 6 ~ 8 勺，蔬菜类和水果类各 1/2 ~ 2/3 碗。让儿童和家人同桌吃饭，培养进食节律和良好进食习惯，鼓励幼儿用勺、手拿等方式自主进食，进餐时间一般控制在 20 分钟内，最长不超过 30 分钟。避免吃饭时玩游戏、看电视等干扰活动。

辅食添加进程表

年龄阶段	4 ~ 6 个月	7 ~ 9 个月	10 ~ 12 个月	13 ~ 24 个月
食物质地	泥糊状	泥状、碎末状	碎块状、指状	条块、球块状
加餐次数及数量	1 ~ 2 次	每天 2 次，每次 2/3 碗	每天 2 ~ 3 次，每次 3/4 碗	每天 3 次，每次 1 碗
食物种类及数量（每日） 乳类	4 ~ 6 次，共 800 ~ 1 000 毫升	3 ~ 4 次，共 700 ~ 800 毫升	2 ~ 4 次，共 600 ~ 700 毫升	2 次，共 400 ~ 600 毫升
谷薯类	含铁米粉 1 ~ 2 勺	含铁米粉、粥、烂面、米粉等 3 ~ 8 勺	面条、米饭、小馒头、面包等 1/2 ~ 3/4 碗	各种家常谷类食物 3/4 ~ 1 碗
蔬菜类	菜泥 1 ~ 2 勺	烂菜 / 细碎菜 1/3 碗	碎菜 1/2 碗	各种蔬菜 1/2 ~ 2/3 碗
水果类	水果泥 1 ~ 2 勺	水果泥 / 碎末 1/3 碗	水果小块 / 条 1/2 碗	各种水果 1/2 ~ 2/3 碗
动物类 豆类	0	蛋黄、肉、禽、鱼、豆腐等，3 ~ 4 勺	蛋黄、肉、禽、鱼、豆腐等，4 ~ 6 勺	鸡蛋、肉、禽、鱼、豆制品等，6 ~ 8 勺
油盐	0	植物油：0 ~ 10 克 盐：不加	植物油：0 ~ 10 克 盐：不加	植物油：5 ~ 15 克 盐：<1.5 克

注：1 勺 =10 毫升；1 碗 =250 毫升（碗：口径 10 厘米，高 5 厘米）。

孩子什么时候
可以吃盐

　　食盐的主要成分是氯化钠，当氯化钠在人体内形成一种溶液后，就分解成为钠离子和氯离子，分别发挥着不同的作用。钠离子能维持人体全身血液容量和细胞渗透压，以及神经与肌肉的正常兴奋性和应激性，能激活人体肌肉收缩等多种功能。氯离子则可帮助调节人体的酸碱平衡，生产胃酸和激活淀粉酶，这对于生命是极为重要的。

　　健康成人和11岁以上儿童每人每日食盐不超过5克；6～10岁儿童不超过4克；4～5岁儿童不超过3克；2～3岁幼儿不超过2克。1周岁以内的宝宝辅食尽量不要添加食盐，主要有以下原因。

　　1. 敏感度　因为婴儿对食盐的敏感度高于成人，当食物中食盐含量为0.25%时，成年人可能感觉不到咸，但婴儿却完全可以感知到。人对食盐的敏感度是随着年龄的增长而逐渐降低的。

　　2. 实际需求　婴儿对盐的需求量是很小的，天然食品（包括奶类及其他辅食）中存在的盐已能满足婴儿需要。高盐饮食会影响婴儿体内对微量元素的吸收，导致微量元素缺乏。由于食物中已经含有婴儿所需要的钠，所以1岁内尽量不吃盐，吃原味食物。

　　3. 身体发育　婴儿的肾脏发育还不健全，不足以渗透过多的盐。如果辅食中加盐过多，就会加重婴儿的肾脏负担，同时增加心脏负担，由此使肾脏和心脏功能受损。

　　4. 饮食习惯培养　吃太多盐容易干扰到婴儿的味觉，从而对"重口味"的食物产生很大依赖，从小养成重盐的饮食习惯，长大后不容易纠正，而重盐饮食习惯容易引起高血压等疾病。

5. 营养摄入　吃太多盐容易口渴，几杯水下肚婴儿就感觉很饱，这样就会影响吃奶，从而影响生长发育。很多孩子的个子矮小与钠摄入量过度也有关系，因为钠摄入过多会增加钙质的流失。

很多家长会担心辅食中不加盐口感不好，宝宝不爱吃，根据《中国居民膳食指南（2022）》，7～24月龄婴幼儿膳食尽量少加盐，保持食物原味，我们在制作辅食时可以选择鱼、虾、肉等自带鲜味的食物来提升辅食的口感，增加婴儿食欲。对2岁以上儿童，按照不同年龄段儿童食盐摄入要求，家长在烹饪食物时可少量添加食盐，一般20毫升酱油中含有3克食盐，10克黄酱含1.5克食盐，如果添加了酱油和酱类，应按比例减少食盐用量。

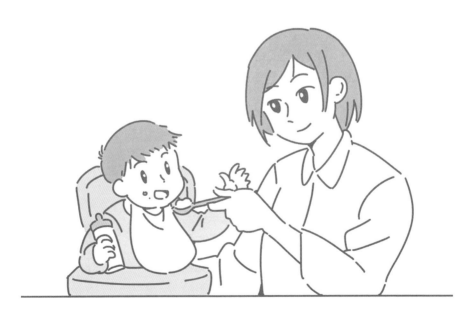

给孩子买的米粉
可以加点糖吗

有家长反映，给孩子买的米粉一点味道都没有，孩子不爱吃，能不能加点糖呢？

这里要提醒家长，一般不建议给婴儿的米粉里面加糖。

首先，婴儿有非常敏感的味蕾，食物的天然味道就很鲜美，此时让孩子吃天然食物是最好的选择，如果孩子过早接触人工调味品，反而会影响味觉发育。其次，婴儿的饮食习惯是从辅食添加时开始建立的，这个时期的饮食对孩子长大后口味的形成有很大影响。如果在婴儿的辅食中添加糖，可能让孩子养成爱吃甜食的习惯。过多的糖在体内转化为脂肪导致肥胖，成人后甚至会出现代谢性疾病。过多进食糖会导致食欲降低，其他食物摄入过少，影响生长发育。此外，吃糖还容易导致龋齿等问题。因此，建议控制糖的添加量。

那么，对于不同年龄段的儿童应该怎么选择糖类食物呢？

婴儿期有充足的糖分来源，主要是乳类所含有的乳糖，其中母乳中含有分解和缓、容易消化的天然乳糖，比奶粉中的牛奶乳糖含量高 1.5 倍，而且不会使婴儿的血糖升降过快。母乳中的天然乳糖对婴儿大脑发育起着举足轻重的作用，同时还能促进很多矿物质的吸收。因此，婴儿不需要额外添加糖。

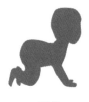

婴儿

1～3 岁的幼儿奶量较婴儿期明显减少，而转为以食物为主。这个时期的糖类食物来源主要为米、面类，也是幼儿能量的主要来源。除此之外，各种水果也含有丰富的糖类，可以提供足够的糖分，所以不需要再通过添加糖补充。

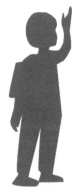

1～3 岁幼儿

青少年的糖类食物来源与幼儿基本相同，天然食物中的糖分足够满足每日需要，但是在这个时期孩子有更多机会接触添加糖。含糖饮料是添加糖的主要来源，建议不喝或少喝；另外一个主要来源是包装食品，如糕点、甜点、冷饮等，减少进食此类食品，也可控制添加糖量。此外，家庭烹饪时也会使用糖作为佐料加入菜肴中，如红烧、糖醋等，在烹饪时应注意尽量少加糖。天然存在于蜂蜜、糖浆、果汁及浓缩果汁中的糖分，虽然不是添加糖，但和添加糖同属于游离糖。《中国居民膳食指南（2022）》建议控制添加糖的摄入量，每天不超过50克，最好控制在25克以下。

事实上，想要给孩子的食物调味，未必一定要加人工调料，用一些天然食物进行合理搭配，也可以做出美味的食物。如在给孩子做蛋羹时，可以放一些切碎的虾皮，这样一来，蛋羹的味道会更加鲜美。在煮粥时，白粥中可放进一些瘦肉、青菜、山药、红枣或是红薯等，不仅味道更好，而且孩子摄入的营养也能更加全面均衡。

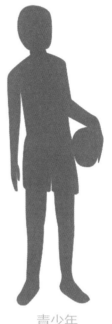

青少年

营养
小贴士　　▶辅食添加小技巧

在给婴儿喂新添加的食物时，他们会用舌头把食物顶出来，这实际上是婴儿的一种自我保护的本能，并不表明他们不喜欢吃。家长们不要因为孩子把食物顶出来就认为他们不喜欢，而在辅食中添加各种调味料。

建议家长在给孩子添加新的食物时，尽量选择在他们情绪愉快时，给孩子创设一个非常放松的环境。如果孩子不吃，不要强迫，立即把食物拿开，过一两天再试试。几次甚至十几次之后，孩子会逐渐接受新的食物。

此外，还可以尝试用母乳、配方奶来冲调，或者把新的食物掺在他已经接受的食物里，这样可增加孩子对新食物的接受度。

总吃维生素 D 好吗

维生素 D 缺乏性佝偻病是由于儿童维生素 D 缺乏和 / 或钙摄入过低导致生长板软骨细胞分化异常、生长板和类骨质矿化障碍的一种疾病，早期表现为易激惹、多汗、烦躁、夜间睡不安稳等症状，随着病情加重，逐渐出现骨骼软化、方颅、串珠肋、鸡胸、膝内翻或膝外翻等骨骼变化。维生素 D 缺乏性佝偻病的发生是一个缓慢过程，是维生素 D 长时间缺乏的结果，通过补充维生素 D 可以很好地预防该病的发生。

但很多家长听说维生素 D 总吃不好，会过量，给孩子偶尔吃就行，这种说法对吗？

维生素 D 的作用

1. 在钙磷代谢中起着关键作用，缺乏维生素 D 会发生营养性佝偻病和导致骨量减少。

2. 可能在多种疾病的发病机制中起作用，包括感染性疾病、过敏性疾病和自身免疫性疾病。

因此，维生素 D 缺乏不仅可能影响骨骼肌肉健康，还可能诱发许多急性和慢性疾病。

怎样判断体内维生素 D 水平

血液中维生素 D 的主要循环形式是 25- 羟维生素 D，它是监测维生素 D 状况的最佳指标。临床上以儿童血清 25- 羟维生素 D > 250 纳摩尔 / 升（100 纳克 / 毫升）为中毒，50 ~ 250 纳摩尔 / 升（20 ~ 100 纳克 / 毫升）为充足，30 ~ 50 纳摩尔 / 升（12 ~ 20 纳克 / 毫升）为不足，< 30 纳摩尔 / 升（12 纳克 / 毫升）为缺乏。

维生素 D 有两种不同形式：动物来源的维生素 D_3 和植物来源的维生素 D_2。人类皮肤在阳光照射下会合成维生素 D_3，但目前还无法确定获得足量维生素 D 所需要的阳光照射时间，日照时间过长还可能带来其他疾病。我们也可以从食物中获取维生素 D，但只有少数食物含有较多的维生素 D，如深海鱼类，其他食物中含量都极低。排除人工强化食品的情况下，饮食摄入的贡献可以认为是微不足道的，因此《中国居民膳食指南（2022）》建议婴儿出生后数日，当喂养状况比较稳定后，采用维生素 D 补充剂。

儿童每天需要摄入多少维生素 D

科学研究表明，每天补充 400 国际单位维生素 D，持续 12 个月之后，97% 的婴儿 25（OH）D_3 水平维持在充足范围，没有出现放射学征象的佝偻病表现，增加补充剂量（每天补充 800 国际单位和 1 200 国际单位）并未额外增加骨密度，而每天补充 1 600 国际单位会增加潜在中毒风险。因此，我们推荐以下原则。

1. 无论何种喂养方式的婴儿均需要每天补充 400 国际单位维生素 D；早产儿在生后 3 个月内每天补充维生素 D 应达 800～1 000 国际单位，之后再逐渐过渡到正常婴幼儿补充剂量。

2. 12 月龄以上儿童每日至少需要补充 600 国际单位维生素 D。

3. 维生素 D 应从生后几天内即开始补充，并至少持续 2 年。

目前，市售的维生素 D 制剂，1 岁以内的含量为每粒 500 国际单位左右，1 岁以上的为每粒 700 国际单位左右，刚好满足日常需要量，按照该剂量补充才能达到推荐摄入量，不会出现过量风险，可以放心补充。随着对维生素 D 功能研究的进展，维生素 D 的推荐补充时间从出生持续至 2 岁已逐渐延长，甚至有专家建议终身服用，来维持机体健康。

儿童需要经常补充维生素 A 吗

维生素 A 在人体中具有广泛而重要的作用，是视网膜中杆状细胞视紫红质的组成成分，对眼睛的暗视觉十分重要；还具有维持上皮细胞完整性、促进生长发育和生殖功能、维持和促进免疫功能、影响造血等多方面的功能。

维生素 A 缺乏对机体的影响是广泛而严重的。

《中国居民营养与健康状况监测报告（2010—2013）》结果显示：我国 3~5 岁儿童维生素 A 缺乏率为 1.5%，虽然维生素 A 营养状况已得到明显改善，但是我国儿童维生素 A 边缘缺乏率仍处于较高水平，我国 3~5 岁儿童维生素 A 边缘缺乏率达到 27.8%。

维生素 A 缺乏的表现

维生素 A 早期缺乏没有任何表现，逐渐发展会出现非特异的临床表现，如免疫功能降低，易患各种感染性疾病，特别是呼吸道和消化道感染，影响骨骼生长、贫血等。在重度缺乏时表现为干眼症、夜盲症，甚至失明。

长期维生素 A 摄入不足是导致维生素 A 缺乏的主要原因。2 岁以下婴幼儿生长速度快，对维生素 A 的需要量相对较高，是维生素 A 缺乏的高危人群；母乳维生素 A 含量丰富，可基本满足婴儿需要，但当哺乳母亲自身维生素 A 缺乏时，母乳维生素 A 含量显著下降，导致母乳喂养婴儿维生素 A 缺乏；膳食缺乏动物类食物也会出现维生素 A 缺乏；当出现感染、腹泻、肝胆疾病时，易引起维生素 A 缺乏。因此，儿童青少年需要额外补充维生素 A。

如何补充维生素 A

1. 为预防维生素 A 缺乏，婴儿出生后应每日及时补充 1 500 ～ 2 000 国际单位，持续补充到 3 岁；除补充维生素 A 制剂外，还可以选择富含维生素 A 的食物。

2. 早产儿、低出生体重儿、多胞胎应在出生后每日补充口服维生素 A 制剂 1 500 ～ 2 000 国际单位，前 3 个月每日可补充 2 000 国际单位，3 个月后每日可以补充 1 500 国际单位。

3. 反复呼吸道感染的孩子每日应补充维生素 A 2 000 国际单位，以促进儿童感染性疾病的恢复，同时提高免疫力，降低反复呼吸道感染发生风险。

4. 慢性腹泻和贫血的孩子每日也可补充维生素 A 1 500 ～ 2 000 国际单位，可降低缺铁性贫血的发生，提高贫血的治疗效果。

5. 其他患营养不良疾病的孩子往往与维生素 A 缺乏同时存在，建议每日补充维生素 A 1 500 ～ 2 000 国际单位，可以改善孩子的营养状况，减少维生素 A 缺乏的发生风险，改善预后。

预防维生素 A 缺乏措施

1. **母乳喂养** 提倡母乳喂养，从出生后及时添加维生素 A，婴幼儿每日膳食中的维生素 A 摄入量应达到推荐摄入量。

2. **辅食添加** 尽早添加富含维生素 A 的食物，如动物性食物（乳类、蛋类、动物内脏），深色蔬菜和水果（南瓜、胡萝卜、西蓝花、菠菜、芒果和橘子等）。

3. **维生素 A 补充** 按照以上适宜与推荐摄入量补充维生素 A。

额外补充钙会导致过量吗

钙是人体内含量最丰富的矿物质，所有生命过程均需要钙的参与。然而，长期以来人们对钙的作用及现况认识不足，对我国儿童的钙营养状况、如何判断钙缺乏以及如何合理补充都存在不少误区。有些家长认为钙补充过多会导致中毒，一般来说，这种现象是不存在的，因为钙有其本身的自稳系统，人体在这些机制的调控下，血钙每天的波动不超过 3%。

儿童钙的需求

儿童的基本特点是生长发育，骨矿物质含量随年龄增长、体格发育快速增加，为维持儿童青少年正常的骨骼生长，并到达高骨量峰值，需要较高的钙摄入，骨形成要大于骨溶解，钙摄入要大于钙排出，钙代谢处于正平衡。生长发育越快，骨形成越快，骨量堆积越多，钙的吸收、储备也就越多，需要的钙量也越多。

《中国居民膳食营养素参考摄入量（2013 版）》推荐钙的摄入量：0～6 个月婴儿为 200 毫克 / 日，7～12 个月为 250 毫克 / 日，1 岁之后为 600 毫克 / 日，4 岁之后为 800 毫克 / 日，7 岁之后为 1 000 毫克 / 日，11～14 岁为 1 200 毫克 / 日。早产儿、低出生体重儿童的钙补充量更大，应按其体重计算，钙摄入量为 70～120 毫克 /（千克体重·日），同时增加维生素 D 补充。

钙的食物来源

1. 奶类是儿童期最主要的钙源，也是最好的钙源。婴儿期要鼓励母乳喂养，并给予乳母适量的钙剂补充。婴儿期后要坚持每天一定量的奶制品供给。根据《中国居民膳食指南（2022）》可知，6 个月以内的儿童进行纯母乳喂养，需要的钙从母乳中获取；7～12 个月的儿童，每日奶量应达 600～800 毫升；13～24 个月的儿童每日奶量不少于 400～600 毫升；学龄前儿童每日奶量为 350～500 毫升；学龄儿童每日奶量为 300 毫升，2 岁以内婴幼儿在奶量充足的情况下，可以不额外补充钙剂。

2. 豆类食品，尤其是煮熟晾干的豆类，含钙丰富且吸收较好，是除奶类食物外的又一补钙食物，除牛奶、煮熟晾干的豆类外，杏仁、玉米油、南瓜子、卷心菜、小麦中也是丰富的钙来源，绿叶蔬菜中的钙吸收相对较差。

补钙制剂

受我国饮食习惯影响，除母乳喂养阶段以外，奶类摄入量通常不足，仅靠日常膳食很难满足对钙营养的需求。如果奶类摄入不足，必须从其他途径补充钙以达到适宜的供给水平。

目前市面上的钙制剂品种繁多，给儿童补钙时应首选钙含量多、胃肠易吸收、安全性高、口感好、服用方便的钙制剂。但应关注婴幼儿（包括早产儿、低出生体重儿和维生素 D 缺乏性佝偻病患儿等）消化系统发育尚未成熟的生理特点，注意钙制剂的水溶性。下表为经国家药品监督管理局批准的常用钙制剂元素含量、溶解度及相关特性。

常用钙制剂的特点

通用名	含钙量	水中溶解度	口感	其他
复方碳酸钙颗粒	40%	易溶	淡柠檬味	络合钙、维生素 D_3
碳酸钙 D_3（片剂 / 颗粒剂）	40%	不易溶	无味、咸涩	含维生素 D_3
碳酸钙（片剂 / 颗粒剂）	40%	不易溶	无味、咸涩	–
葡萄糖酸钙（口服液）	9%	易溶于热水	微甜	–
醋酸钙（冲剂）	25%	极易溶于水	醋酸味	–
乳酸钙（片剂）	13%	极易溶于热水	乳酸味	–

为什么婴儿 6 月龄时要查是否贫血

铁是人体必需的微量营养素，在宝宝的生长发育中发挥着重要的作用。大量研究表明，严重缺铁所导致的缺铁性贫血是造成早产和新生儿死亡的重要疾病因素，即使是不伴贫血的轻微铁缺乏也已经对儿童的认知、学习能力和行为发育等造成损害。

发生缺铁性贫血的原因

1. **先天性铁储存不足**　母亲怀孕期间铁摄入不足，尤其是孕后期 3 个月或患有影响铁代谢的妊娠期糖尿病。胎儿出现早产、低出生体重、双胎或多胎，致使胎儿期铁储存不足，增加婴儿早期发生缺铁性贫血的风险。

2. **铁摄入不足**　这是导致铁缺乏的主要原因。母乳中铁的生物利用率高但含量低，小于 4 ~ 6 月龄的婴儿主要循环利用胎儿期储存在体内的铁；4 ~ 6 月龄后的婴儿必须从辅食中获得足量的铁，如辅食以未强化铁的植物性食物为主，则容易造成 4 ~ 6 月龄后婴儿铁缺乏，这也是为什么儿童会在 6 月龄时进行血常规检测判断是否贫血的原因。2 岁以下的婴幼儿、青春期少年因生长速度快，血容量快速增加。男性青少年的肌肉量迅速增加和女性青少年的月经失血，对铁的需要量相对较高，是铁缺乏的高危人群。食物中缺乏肉类等动物性食物，或者食物中绝大多数为生物活性低的非血红素铁，是造成贫困地区和素食儿童铁缺乏的重要因素。

3. **其他原因**　腹泻、消化道出血等各种胃肠道疾病，胃肠道手术，肠道寄生虫感染，长期反复感染，长期使用一些药物，均会导致铁吸收利用不良。铁丢失过多、铁代谢紊乱，都是造成铁缺乏的重要因素。

1. 指导合理喂养和饮食搭配   肝脏、动物血、牛肉、瘦肉等含铁丰富，且血红素铁含量高是食物铁的最佳来源。鱼类、蛋类含铁总量及血红素铁均低于肉类，但仍优于植物性食物。新鲜绿叶蔬菜含铁量较高，且富含促进铁吸收的维生素 C，可作为食物铁的补充来源。强化铁的食品也可提供部分非血红素铁。对于有缺铁性贫血风险的婴儿，辅食添加早期即可添加含铁丰富的动物类食物。

2. 孕期预防   加强营养，摄入富铁食物。从妊娠第 3 个月开始，按每天 60 毫克口服补铁，必要时可延续至产后，同时补充小剂量叶酸（400 微克 / 日）及其他维生素和矿物质。

3. 延迟脐带结扎   研究证实，在新生儿出生时延迟结扎脐带 2～3 分钟，可显著增加储存铁，减少婴儿铁缺乏。

4. 早产儿和低出生体重儿   根据《早产、低出生体重儿出院后喂养建议》可知，早产儿出生后 2～4 周需要开始补充 2 毫克 /（千克·日）元素铁，住院期间有贫血的早产儿需要补充 3～5 毫克 /（千克·日）元素铁，贫血纠正后转为预防补充量 2 毫克 /（千克·日），直至矫正年龄 1 周岁。牛乳的含铁量和吸收率低，1 岁以内不宜采用单纯牛乳喂养。

5. 足月儿   母乳中的铁含量很低（约 0.45 毫克 / 升），而且即使给哺乳母亲补充铁剂，也不能增加母乳中的铁含量，宝宝出生 4～6 个月后，来自母体的储备铁基本已经消耗殆尽，此后如继续纯母乳喂养，应及时添加富含铁的食物。未采用母乳喂养、母乳喂养后改为混合喂养或不能母乳喂养的婴儿，应采用铁强化配方乳，并及时添加富含铁的食物。

6. 幼儿   注意食物的均衡和营养，纠正厌食和偏食等不良习惯；鼓励进食蔬菜和水果，促进肠道铁吸收；尽量采用铁强化配方乳，不能单纯牛乳喂养。

7. 青春期儿童   尤其是女孩往往由于偏食、厌食和月经增多等原因易于发生缺铁甚至贫血，应注重青春期心理健康咨询；加强营养，合理搭配饮食。鼓励进食蔬菜水果等，促进铁的吸收。一般无须额外补充铁剂，对可能出现缺铁或贫血的青春期女孩，可口服补充铁剂，每天补充 30～60 毫克。

8. 预防性铁剂补充 有缺铁性贫血风险的婴幼儿，可以按照 1～2 毫克/（千克·日）补充铁剂，直至引入富含铁的辅食，并定期复查，如持续贫血，按照治疗剂量补充。世界卫生组织建议学龄前和学龄期儿童，尤其是贫血发病率达到 20% 或更高的地区，应预防性间断补充铁剂，即学龄前儿童（24～59 月龄）每周一次，每次补充 25 毫克；学龄期儿童（5～12 岁）每周一次，每次补充 45 毫克。每补充 3 个月应停止 3 个月，随后再次开始补充，在条件允许的情况下可进行预防性补铁 1 年。

缺铁性贫血的治疗

高度怀疑缺铁性贫血或确诊缺铁性贫血时，应积极足量补充铁剂。治疗缺铁性贫血的口服铁剂量为元素铁，每日按照每千克体重补充 3～5 毫克，分 2～3 次，餐间服用，同时口服维生素 C 促进铁吸收。口服铁剂治疗至血红蛋白浓度恢复正常后，还需要继续口服铁剂 2 个月，以恢复机体储存铁的水平。

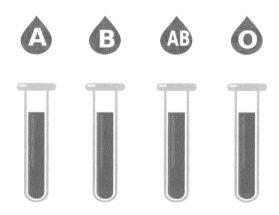

宝宝缺锌吗

锌是另一种重要的微量元素，在宝宝生长发育中同样发挥着重要作用。关于锌制剂的广告一直很多，看到宝宝不爱吃饭、头发发黄，妈妈们总是担心宝宝缺锌，有的家长会自己给宝宝补锌。

那么，宝宝会缺锌吗？需要补锌吗？如何预防宝宝缺锌呢？

锌对宝宝的作用

锌与儿童的免疫系统以及疾病和健康等具有紧密联系，对儿童未来成长具有非常大的影响。锌是构成人体牙齿、毛发和骨骼的重要元素之一，能够保证人体内 200 多种酶的正常生理活性，且在人体成长发育过程中参与蛋白质的构成。

哪些宝宝容易缺锌

6～24 月龄的宝宝是锌缺乏的高危人群，出生后的头两年是生长最迅速的时期，新生组织增加需要大量的锌参与。一般认为，足月健康出生的婴儿在出生后最初几个月，因母亲初乳含锌量高，且生物利用率高，加上婴儿体内储存的锌，大致能维持锌的代谢平衡。

但随着生理性的母乳锌含量下降以及锌储存量耗竭，婴儿在 5～6 个月时，母乳锌水平降到最低，必须由奶类以外的辅助食品来补充。然而，在婴儿辅助食品添加期，常常以婴儿米粉等植物性食物为主，不仅含锌量低，且生物利用率也低。因此，在此阶段容易出现锌缺乏。此外，反复出现腹泻、感染、发热的宝宝，由于体内锌丢失增加，也容易造成缺锌。

缺锌的主要表现

生长发育迟滞或停滞，骨骼发育障碍；口腔黏膜损伤，致使味觉下降，影响食欲，有的孩子还会出现异食癖；机体抵抗力下降，伤口愈合不良，容易感染。缺锌的儿童由于体内蛋白质的合成少，身高明显低于正常儿童。

检查是否锌缺乏有两种方法，一种是抽血查，一种是通过采取头发查。

1. 抽血 可以检测锌水平，但由于血清锌占体内锌总量不足0.2%，同时锌在体内分布广泛，人体有很强的平衡代谢能力，轻度锌缺乏时血清锌仍可保持正常水平，中、重度缺锌时，检测比较准确，所以抽血查锌是目前检测锌缺乏最重要的手段。

2. 发锌 发锌也能反映人体锌的状况，但受头发生长速度、环境污染、洗头方法、采集部位等多种条件的影响，难以反映近期锌的营养变化，并且个体差异较大，至今无法确定正常值范围。所以一般不建议用头发测锌的水平。

锌缺乏的预防

婴儿期提倡母乳喂养，母乳不足或不能母乳喂养时，强调选择强化锌的配方奶。婴儿 4～6 月龄后，母乳中锌含量不断降低，单纯母乳喂养已无法满足其营养需求，应及时添加辅食。建议首选强化锌的婴儿食品或肉类、肝脏等富含锌的动物性食物。增加肉类、肝脏等富锌食物摄入是预防锌缺乏的重要措施。腹泻时补充锌，有积极预防和辅助治疗作用。人体中的锌元素主要通过食物获得。

预防锌缺乏，首先需要坚持均衡膳食，动物性食物和植物性食物合理搭配，避免偏食，进食一些锌含量较丰富的食物，如牡蛎、羊肉、山核桃、小虾、青豆、豌豆、蛋黄、全麦谷物、燕麦、花生、杏仁等。

锌缺乏的治疗

出现锌缺乏时，首先应积极去除导致锌缺乏的高危因素和疾病，然后调整饮食，增加含锌食物的摄入。当食物补充不能改善锌缺乏时，需要口服补锌制剂，锌剂量为每天口服锌 1 毫克／千克，疗程 1～2 个月；如仍存在锌缺乏的可能，建议小剂量长期口服，每天口服锌 5～10 毫克。补锌制剂宜选用易溶于水、易吸收、口感较好、成本较低的补锌药物。

吃鸡肉会导致
性早熟吗

体重超标，身高突然快速增长，早早开始出现第二性征，当孩子出现这些表现的时候，家长往往担心不已，这是不是就是传说中的性早熟？还是虚惊一场？

那么，我们来认识一下性早熟。

简单地说，性早熟就是青春期开始得太早了。孩子在生长发育过程中，如果比正常时间提前进入到青春期，过早地出现了第二性征，都是性早熟。具体年龄为，男孩在 9 岁前，女孩在 7.5 岁前。近年来，国内性早熟发病有逐年上升趋势。儿童性早熟可导致生理与心理的双重损害，对成人时期的健康也会产生不良影响。

儿童性早熟的诱发因素较多，与遗传、营养、压力、暴露于环境内分泌干扰物质、疾病有关，其中营养状况是公认的一个重要因素，大多数性早熟儿童存在营养过剩的问题，儿童超重与肥胖可能是性早熟的主要因素。因此，儿童出现性早熟是多种因素综合作用的结果，与饮食营养有一定关系。一旦孩子有青春期发育的迹象，排除快速进展型性早熟之后，要重视饮食管理，为孩子制订合理的饮食结构，提供营养膳食，帮助孩子养成良好的饮食习惯。

1. 饮食上尽量满足孩子正常生长发育　按照中国营养学会推荐的膳食宝塔来提供食物，保证充足主食、富含优质蛋白质食物的摄入（如牛奶、鸡蛋、肉禽、水产品、海产品等），摄入适量蔬菜、水果，达到均衡饮食。

2. 豆制品　豆类及其制品对儿童性发育的影响仍存在争议。大豆中的异黄酮是一种植物性雌激素，可与雌激素受体结合，作为雌激素激动剂或拮抗剂，所以，豆制品对儿童内分泌可能会有一定影响。对已经出现性早熟的儿童可适当减少进食豆制品的频率。

3. 反季节的蔬菜和水果　有家长担心反季节的蔬菜、水果等在生长时可能会使用"催熟剂"，这种物质会诱发儿童性早熟。其实，催熟剂是一种植物生长调节剂，它只针对植物有效，其化学结构跟人类激素完全不同，对人体的影响也不同，不会造成儿童性早熟。

4. 保健品 儿童正处于身体发育的快速期，正常发育的儿童只要不挑食、不偏食，平衡地摄入各种食物，就可以均衡地获得人体所需要的各种营养物质，不需要再补充什么保健食品。

蜂王浆是一种高级的营养滋补品，内含激素类物质，能帮助调节机体新陈代谢，适合更年期女性食用，蜂王浆中的激素类物质会干扰儿童的内分泌系统，增加儿童性早熟的风险，儿童不宜食用。

燕窝和蛋白粉的营养价值比较高，是否与儿童性早熟有关，目前尚无确切证据，但可以肯定的是，蛋白质摄入过量会加重肾脏负担，对儿童健康不利。

冬虫夏草、人参是否与儿童性早熟有关，目前尚未明确。

5. 尽量少食高能量、高糖食品 如炸鸡、炸薯条、炸薯片等膨化食品和含糖量高的巧克力、奶油蛋糕及水果（提子、荔枝、石榴等），过多摄入高能量、高脂肪食物，可造成能量和脂肪过剩，导致儿童超重或肥胖。肥胖容易引起内分泌系统紊乱，可能会导致儿童出现性早熟。

6. 塑料容器 少用塑料容器也是预防儿童性早熟的关键。在塑料制品的生产中所用的化学物质具有拟雌激素样作用，可通过污染的水源、食物或皮肤等途径被儿童吸收，处于生长发育阶段的儿童较成人敏感，可能对下丘脑－垂体－性腺轴造成不良影响。

7. 纠正不良的饮食习惯 儿童饮食要均衡，粗细搭配。青少年饮食要规律，食物要多样化，保证营养全面，做到清淡饮食，减少在外就餐次数。

吃好早餐，每顿早餐应包括三类以上食物，如粮谷类（如馒头、面包等），肉蛋类，奶豆类（如牛奶、豆浆等），果蔬类等。保证每天饮用奶及其制品300毫升，可选择鲜奶、酸奶、奶粉等。多饮水，每天保证饮用 800 ~ 1 000 毫升的水。少吃或不吃零食，少喝含糖饮料，禁止饮酒。

在合理饮食的基础上还应积极开展体育运动，保证每天有累计 60 分钟的身体活动时间，最好以有氧运动为主，如跑步、打篮球、游泳等。

综上所述，性早熟的病因是综合的，不是单吃鸡肉产生的。除了饮食因素外，减少环境因素的影响、增加体育锻炼、减少电子产品的使用等，对于防止性早熟也有一定作用，要引起重视。

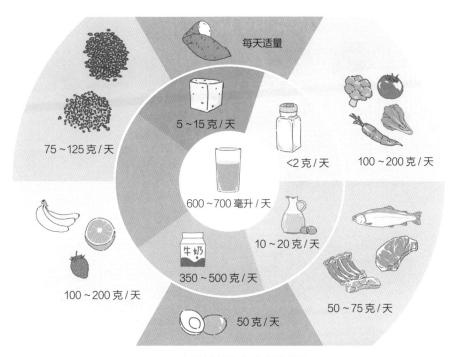

2～3岁学龄前儿童膳食推荐量

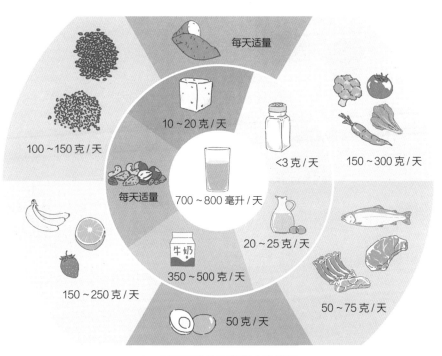

4～5岁学龄前儿童膳食推荐量

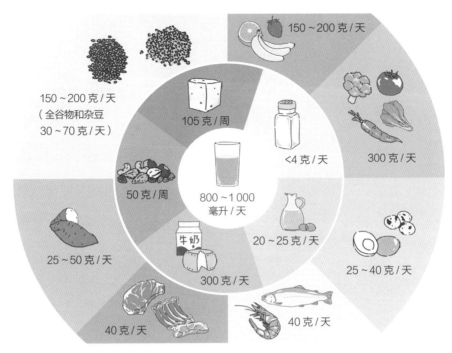

6～10岁学龄儿童膳食推荐量

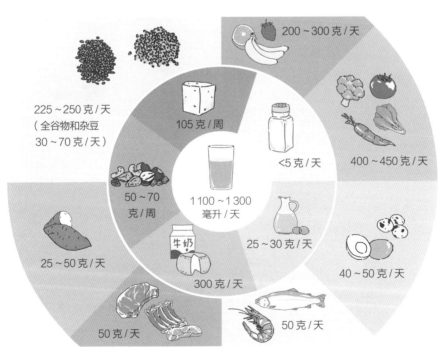

11～13岁青少年膳食推荐量

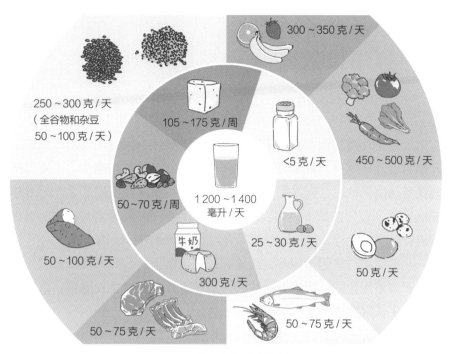

14～17 岁青少年膳食推荐量

孩子个子矮需要打生长激素吗

近年来儿童生长发育越来越受到家长的关注，因身高问题而就诊的儿童数量逐年攀升。儿童矮身材是一种常见的儿童阶段病症，主要是指儿童身高比同地区、同性别、同年龄的健康儿童平均身高低 2 个标准差或低于第 3 百分位数。其病因较多，临床上治疗儿童矮身材主张对其病因进行针对性治疗，故在治疗前需要对患儿病因进行明确。

儿童矮身材病因有很多，应该到正规医院检查，如果确诊是因为缺乏生长激素导致的，可根据医生处方给予患儿外源性生长激素，以补充内源性生长激素的不足。

除了病因治疗以外，营养干预也很重要，尤其对于身高偏低但未低于 2 个标准差或第 3 百分位数，年龄偏小且骨龄无明显超前，生长激素无明显降低的儿童，往往会有显著效果。

加强营养

1. 供给充足的蛋白质　蛋白质是儿童生长发育的最佳"建筑材料"，成人每天约需蛋白质 80 克，儿童需要相对更高，不仅要保证蛋白质的数量，还要讲究蛋白质的质量。动物性食品，如鱼、肉、蛋、奶类，所含人体必需的氨基酸比较齐全，营养价值高，应保证其供给和需要。植物性蛋白质，如豆类、花生、蔬菜，与动物性食物搭配，取长补短，可以进一步扩大蛋白质的来源，增强人体对维生素和矿物质的吸收。

如平时进食较少，每日摄入能量不足，可饮用高热量奶粉，即每 100 毫升奶提供 100 千卡的配方（也称"等卡配方"），或者每 100 毫升奶提供 85 千卡的配方，具体品牌可以到育婴店进行咨询，在不影响正常进食的情况下，每天建议摄入 300～500 毫升。

2. 供给丰富钙质　钙是构成骨骼的重要原料。学龄前儿童每天需要钙 600～800 毫克，小学生需要 800～1000 毫克，中学生需要 1200 毫克。如果食物中钙供给量不足，婴幼儿会发生佝偻病，学龄前儿童会出现发育迟缓。所以，饮食中要注意供给含钙丰富的食物，如奶类、豆类及其制品、芝麻酱、海带、虾皮、瓜子仁及绿叶蔬菜等。要提倡孩子多到户外进行活动，晒太阳，阳光中的紫外线能使皮肤中的脱氢胆固醇转化成维生素 D，有助于钙的吸收。15 岁以前补充足够钙质对15 岁以后儿童的长高有积极作用。

3. 提倡少吃糖类　糖吃多了容易影响孩子的食欲，使进食量减少，势必影响营养素的吸收。钙的转运需要糖和氧的参与，糖过多时，钙从骨骼向外转运增加，进一步影响骨骼钙的沉积。另外茭白、竹笋、青蒜、菠菜等含草酸多的食物能与钙结合成不溶性的草酸钙，使食物中的钙不能被人体吸收利用，食用时应尽量避免与含钙丰富的食物共同烹饪或同食，如牛奶、骨头汤、虾皮等。

4. 务必吃好早餐　早餐要吃饱、吃好。孩子如果早餐吃不好，营养供给不足，大脑消耗能量不够，就要动用体内储备的蛋白质，这就好比"釜底抽薪"，时间一长必然影响生长发育。

行为干预

1. 家长往往忽视孩子心理因素对身高的影响，精神、心理受挫会造成儿童出现"精神心理障碍性矮小"。家庭的压抑感会令孩子情绪不稳定、食欲不振、睡眠不佳、消化道功能失调、抵抗力减弱，甚至影响生长激素分泌。这类孩子常有情绪低落、性情孤僻、饮食习惯及行为改变等。如改变其生活环境，改善不利因素，数月后患儿可迅速恢复正常的生长发育。

2. 监督孩子早睡早起，不要逼孩子熬夜学习，只有保证充足的睡眠才能拥有好的状态，不仅有助于学习而且不会影响长高。

3. 鼓励孩子多去户外运动，如打篮球、跳绳、打羽毛球等，在放松的同时还能得到锻炼，加速孩子的生长发育。

生长激素治疗

当孩子身高低于同龄儿标准值最下限或每年身高增长速度低于 5 厘米，请带孩子及时就医，此时营养及行为干预不能完全发挥作用，需要医生明确诊断，必要时使用外源性生长激素促进生长。

孩子每天
喝多少水合适

儿童处于生长发育的关键时期，机体含水量相对较多，新生儿体内水分总量最多，约占体重的80%；婴儿约占70%；8～10岁儿童约占65%。年龄越小，体内含水量越多，越易受环境影响而发生体内水分不足或缺乏。同时儿童的水代谢器官功能还未完善，调节和代谢功能差，容易出现水代谢障碍，若儿童一次或多次饮用过多的水，而肾脏对过多的水分未能及时排出，便会导致细胞内外渗透压降低，出现头昏脑张，甚至意识障碍等水中毒现象。

那么，孩子每天喝多少水合适呢？

儿童水需要量

水的需要量主要受年龄、环境温度、身体活动等因素的影响。《中国居民膳食指南（2022）》中建议，在温和气候条件下生活的轻度身体活动的成年人，每天最少饮水建议量为1500～1700毫升（7～8杯水），在高温或强体力劳动条件下，应适当增加，饮水不足或过多都会给人体健康带来危害。根据儿童不同年龄段的饮食、运动水平推荐以下补水原则和适宜量。

1. 6个月以内 如果是6个月以内纯母乳喂养的宝宝，原则上不需要额外喂水；混合喂养和人工喂养的宝宝，只要奶量充足，一般也不需要喂水。但是，由于奶粉中蛋白质和钙含量高于母乳，有的宝宝可能会表现出"上火"的症状，如便秘等，所以可以在两顿奶之间少量喂水，具体加多少水也没有标准，根据个体情况酌情调整。这个阶段的婴儿全天液体量约为每千克体重150毫升。例如，一名体重5千克左右的婴儿，全天液体摄入量约750毫升，除去奶量，剩下的为饮水量，如果喂水过多，反而会增加宝宝的肾脏负担，甚至影响其正常喝奶。

2. 6 个月至 1 岁　6 个月以后可以少量饮水，特别是在发热、腹泻或天气热时，要注意补充水分，尤其是宝宝出汗多及小便变少时。这个阶段的婴儿全天液体需要量为每千克体重 80 ～ 150 毫升，奶量为 600 ～ 800 毫升。例如一名体重 8.5 千克左右的婴儿，如果每日喝奶 700 毫升，水的摄入不要超过 575 毫升。如果宝宝不喜欢喝白开水，也不必着急，这个年龄段可以摄入的液体种类比之前增多了，可以包括水、水果、果汁或饮食中的水分。

3. 1 ～ 3 岁　1 ～ 3 岁的幼儿全天液体需要量为每千克体重 80 ～ 100 毫升，奶量降为每日 400 ～ 600 毫升，每天需水量相应增加。例如一名体重 12 千克的幼儿，如果每日饮奶 500 毫升，饮水量为 460 ～ 700 毫升。

4. 4 岁以上　随着儿童年龄的增加，奶量进一步下降，水分的摄入量也在增加，全天液体量可达每千克体重 50 ～ 80 毫升，所以 4 ～ 10 岁儿童，除去奶类、蔬菜、清淡低盐汤类、水果中所含的水分，每天可以饮水 700 ～ 1 000 毫升。建议 11 ～ 13 岁男生每天饮水 1 300 毫升，女生每天饮水 1 100 毫升，14 ～ 17 岁男生每天饮水 1 400 毫升，女生每天饮水 1 200 毫升。

正确的饮水方法是将饮水时间分配在一天任何时刻，尽量不要在吃饭时饮水，会冲淡胃液，影响消化，最好在两餐之间喝水。饮水应少量多次，要主动，不要感到口渴时再喝水，每次一杯左右。如 1 ～ 3 岁的幼儿每日喝白开水 4 ～ 5 次，每次 80 ～ 100 毫升，同时要参考季节、气温，视出汗多少灵活掌握。年龄小的宝宝每次应减量，切记不能一次性大量饮水，这样会加重胃肠负担，使胃液稀释，既降低了胃酸的杀菌作用，又会影响对食物的消化吸收能力。

水的选择

1. 饮水最好选择白开水　儿童夏季最好饮用与室温相同的白开水，冬天可以喝 40℃ 左右的温开水，不建议家长给儿童喝冰水，因为儿童的肠胃功能并没有发育成熟。

2. 合理选择饮料　如乳饮料和纯果汁饮料含有一定量的营养素和有益的膳食成分，适量饮用可以作为膳食的补充。有些饮料添加了一定的矿物质和维生素，适合热天户外活动和运动后饮用。有些饮料只含糖、香精和香料，营养价值不高。多数饮料都含有一定量的糖，大量饮用（特别是含糖量高的饮料），会在不经意间摄入过多能量，造成体内能量过剩，体重增长过快。

营养
小贴士

▶ 喝饮料的坏处

　　喝饮料后如不及时清洁口腔，残留在口腔内的糖会在细菌作用下产生酸性物质，损害牙齿健康。青少年每天喝大量含糖饮料代替喝水，是一种不健康的习惯，应当改正。

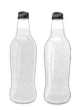

怎样缓解
儿童便秘

便秘表现为大便干燥坚硬、秘结不通、排便时间间隔较久，或虽有便意但排不出。这些情况下，由于体内不能及时将废料排出，蛋白质腐败物就会被肠道吸收到体内，容易引起毒性反应。便秘的儿童常会感到头晕、头痛、食欲减退、肚子膨胀等，对健康非常不利。随着食品越来越精细化，儿童便秘日益常见。儿童便秘的原因有很多，了解便秘原因就可以预防和改善。除了疾病原因，如先天性肠道畸形，其他功能性便秘大多可以采用食疗方法来解决。

儿童便秘常见原因

1. **饮食不足**　婴儿全天奶量不足会导致排便次数减少，几天才排便一次。配方奶喂养的婴儿，如奶中糖量不足时肠蠕动会减弱，也可使大便干燥。长期饮食不足会引起营养不良，会导致腹肌和肠肌的张力降低，甚至萎缩，形成恶性循环，导致便秘。

2. **食物成分不当**　由于婴幼儿膳食种类较局限，常吃的食物中纤维素少而蛋白质成分较高，容易使大便过干过硬，导致排便困难，间隔时间变长。若以市售精细软类儿童食品为主食者，便秘就更为严重。如羊屎蛋样大便，性状又干又硬，易使婴幼儿不愿排便，加重便秘。

3. **生活不规律**　缺乏按时排便训练，未形成排便的条件反射，很容易导致便秘。学龄儿童常因无清晨大便的习惯，而学习时间不能随时排便，上课时憋住大便导致便秘。

4. **肠道菌群失衡**　是引起宝宝便秘的最根本原因。人的肠道里有三种菌群，包括有益菌、有害菌、中性菌。当肠道里的有害菌多于有益菌时，肠道自然就处于一种菌群失衡的状态，外在表现为宝宝便秘、腹泻等各种肠道疾病。

1. 对婴儿便秘首先要寻找原因，若是母乳喂养，母乳量不足所致的便秘常会出现体重不增，食后啼哭等情况。对于这种便秘，只要增加乳量，便秘的症状随即缓解。

2. 配方奶喂养的婴儿更易发生便秘，这多半因为配方奶中酪蛋白含量过多，导致大便干燥坚硬，这种情况可在两顿奶之间适当增加水量，如无好转，可考虑更换为适度水解酪蛋白配方。另外，配方奶中的棕榈油会和钙结合形成质地较硬的钙皂，导致大便干燥、便秘甚至排便困难，所以便秘婴儿尽量避免饮用含棕榈油的配方奶粉。

3. 对于 4~6 个月以上的婴儿，可适当增加辅食，最好将菠菜、卷心菜、青菜、荠菜等做成菜泥，和麻油一起放入米粥内同煮，做成各种美味的菜粥。还可以适当增加水果，如苹果泥、香蕉泥等，或者把蔬菜、水果打成汁给儿童服用，但对较小的婴儿要注意将汁液稀释后食用。如果饮食调整效果仍不佳，可咨询专业人士，及时就医。

4. 对于月龄较大的儿童，要做到食物品种多样化。优质蛋白食物可以促进生长发育，但是蛋白质含量过高会导致肠道发酵菌相对减少，导致大便变稠干燥，所以每天肉、蛋类食物摄入量不宜过多；鼓励多吃新鲜蔬菜（菠菜、芹菜、油菜、空心菜、白菜等），水果（香蕉、梨等），以及五谷杂粮制成的食品，如普通面粉、玉米、大麦等富含纤维素的食物。大于 3 岁的儿童，可以喝蜂蜜水，润肠通便。

5. 每天注意补充充足的水分。

儿童便秘的其他治疗方法

儿童便秘的主要原因是由于儿童肠胃功能发育不完全，除了食疗法以外还要结合以下方法。

1. **养成良好的生活习惯** ①要养成按时吃饭、按时睡觉的好习惯，形成有规律的人体生物钟。这样有利于胃液正常分泌，有助于食物的消化。②训练排便习惯：因进食后肠蠕动加快常会出现便意，故一般宜选择在进食后让孩子排便，建立起排便的条件反射，能起到事半功倍的效果。③注意保持口腔卫生：牙齿不好的儿童会变得挑食、食欲不振，这也会影响排便能力。所以，平时除了教育孩子注意餐后刷牙外，也应定期（每3个月）到牙医诊所进行检查。

2. 物理方法　①对于新生儿或年龄小的婴儿，可以通过按摩腹部、趴着抬高臀部、增加主动运动等方法来加快肠道蠕动、促进排便。②对于顽固性便秘，可以考虑到中医科进行针灸、捏脊、穴位贴或者手法按摩等方法来进行调理。

3. 补充益生菌　益生菌可通过增加肠道内有益菌、调节胃肠动力等来恢复宝宝肠道健康。目前，广泛使用的益生菌包括双歧杆菌、酪酸梭菌和乳酸杆菌等，其中双歧杆菌对婴幼儿有着重要意义，包括多种类型，部分类型存在于人体当中。

婴儿型双歧杆菌的数量与健康息息相关，高浓度婴儿型双歧杆菌可以保持肠道环境相对稳定，抑制致病原生长，因此往往作为改善肠道功能的首选菌种。双歧杆菌和酪酸梭菌联用，能发挥互相促进、协同增效的作用。

目前，益生菌广泛用于儿童腹泻的治疗，在轻症便秘以及便秘的维持期治疗方面取得了满意的治疗效果，但是仍处在探索阶段，需要长期的临床实践验证。

4. 药物治疗　应用以上方法便秘仍未改善的儿童，可以口服乳果糖，刺激结肠蠕动、缓解便秘症状，同时恢复结肠的生理节律。临床治疗儿童便秘多以泻药为主，但长期使用该类药物引起的不良反应越来越受到临床重视，且远期治疗效果不满意，不建议长期使用。

5. 护理方法　儿童便秘经以上方法处理仍不见效的可以采用开塞露通便。开塞露主要含有甘油和山梨醇，能刺激肠道起到通便作用。使用时要注意，开塞露注入肛门内，家长应用手将两侧臀部夹紧，让开塞露液体在肠道里保留一会儿，再让孩子排便，效果更好。

孩子血脂异常，
怎么饮食

日常生活中，血脂高多见于中老年人群体，但是家族性混合型高脂血症发生率为 1/100～1/50，加上不良生活方式、肥胖、代谢综合征等因素，儿童血脂异常越来越常见，我国儿童青少年血脂异常发生率呈上升趋势，严重影响健康，家长们要引起重视。

什么是儿童青少年血脂异常

儿童青少年血脂异常是指发生在儿童青少年时期的血脂代谢紊乱，就是常说的高脂血症，是指血浆中胆固醇和／或甘油三酯水平高于正常参考值，以及载脂蛋白水平异常。儿童血脂水平与遗传、种族、地区、生活方式、年龄、性别及测定时间有关。

儿童青少年血脂异常的治疗

1. 饮食干预 是治疗儿童青少年血脂异常的基础，特别是对于年龄较小的患者是最佳选择，即使对于患有家族性高胆固醇血症的儿童青少年也具有重要作用。

饮食干预必须满足儿童的生长发育所需，基本目的是降低血清胆固醇水平，不宜过分限制胆固醇的摄取，不适当的低脂饮食及能量消耗可导致生长发育停滞、佝偻病、维生素 B 缺乏、低钙血症等。因此，要确保供给足够的能量、维生素和矿物质。

实施饮食干预要制订个体化方案、循序渐进、分步进行。

第一步：减少高胆固醇与饱和脂肪酸食品的摄入，少食动物内脏、蛋黄、猪油、快餐等，尽可能采用替代制品。

第二步：减少畜肉的摄入，改为食用鱼、鸡肉、鸭肉等；烹调方法应该采用烘、烤、蒸、炖取代油煎。

第三步：达到以谷类、豆类、水果、蔬菜为主，肉、鱼、家禽等偶尔食用。膳食纤维具有吸附胆固醇的作用，加速低密度脂蛋白胆固醇的清除，因此食物中应含充足的膳食纤维，建议每天摄入膳食纤维的量为（年龄＋5）克，15岁时达到20克。饮食结构的转变可能需要数月至数年时间，不宜过快。

常见食物膳食纤维含量表（克/100克可食部）

食品	每100克纤维素含量/(克)	食品	每100克纤维素含量/(克)
水果			
牛油果	2.1	桔子	2.2 ~ 2.5
西梅	0.7	香蕉	1.2
番石榴	5.9	草莓	1.1
梨(香梨)	2.7	芒果	1.3
苹果(红富士)	2.1	桃(蒲桃)	2.3
樱桃(野,白刺)	7.9		
蔬菜(熟的)			
扁豆(干)	6.5	菠菜(脱水)	12.7
芸豆(干、杂,带皮)	10.5	西蓝花	1.6
豌豆(干)	10.4	白菜(大白菜)	0.6

食品	每 100 克纤维素含量/(克)	食品	每 100 克纤维素含量/(克)
胡萝卜(脱水)	6.4	南瓜	0.8
蔬菜(生)			
白笋(干)	43.2	黄瓜	0.5
辣椒(红,尖,干)	41.7	蕨菜(脱水)	25.5
荠菜(鲜)	27.4		
菌菇、海产品			
冬菇(干)	32.3	发菜	35
香菇(干)	31.6	紫菜(干)	21.6
白木耳(干)	30.4	金针菇	2.7
黑木耳(干)	29.9	海带(干)	6.1
谷薯			
魔芋精粉	74.4	玉米面(白)	6.2
麸皮	31.3	苦荞麦粉	5.8
黑大麦	15.2	小米	1.6
玉米糁(黄)	3.6	黄米	4.4
小麦	10.8	高粱米	4.3
燕麦	6.0	糙米	3.4
大麦	9.9	玉米(鲜)	2.9
玉米(干、白)	8.0	玉米(干、黄)	6.4
荞麦	6.5		
坚果			
杏仁	8.0	松子	12.4
核桃	4.3	腰果	10.4

需要注意的是，通常不主张对 2 岁以下的婴幼儿进行饮食干预，以防能量摄入不足和脂质维生素缺乏而导致生长发育障碍。但美国 2012 年《血脂异常与动脉粥样硬化预防管理指南》认为，婴幼儿如果有肥胖或心血管疾病家族史，可以从 12 月龄就开始，建议饮用低脂牛奶。

有些家长及患儿发现饮食治疗效果达不到预期时就不再实施，这种观点是不正确的。只要血脂水平稍有降低，心血管疾病的发病率即明显降低，而且从长远来看，即使是开始饮食治疗的效果有限，如能终身坚持，对健康还是非常有益的。

2. 运动干预　除了饮食干预外，另一个有效的非药物治疗儿童青少年高脂血症的方法是规律运动。对于肥胖或代谢综合征伴发的高脂血症，运动干预尤其适用。有氧运动（快走、慢走、游泳等）不仅能控制体重，还可通过降低血清胆固醇、甘油三酯和低密度脂蛋白胆固醇水平，提高高密度脂蛋白胆固醇比例，改善血脂代谢紊乱。国内已制定了适合中国儿童体质并切实可行的运动处方。每天至少锻炼 30 分钟，每周至少活动 5 天，长期坚持。但要注意运动防护，最好在专业教练的带领下进行，避免发生骨骼肌肉损伤。

3. 药物治疗　即便是饮食治疗无效，需要药物治疗的病例，也需要继续进行饮食干预，从根本上改善饮食习惯是药物治疗成功的前提。必须到正规医院经医生确诊，在医生指导下用药。饮食治疗血脂仍未降至正常水平的患儿，要进行药物干预才能达到治疗目标值。

考虑到儿童身体特点，不滥用药；10 岁以上儿童饮食治疗无效，血清总胆固醇水平 ≥ 10 毫摩尔 / 升，伴有其他心血管疾病危险因素时才考虑药物治疗，并坚持饮食干预。药物治疗最低目标是低密度脂蛋白胆固醇 ≤ 3.35 毫摩尔 / 升。

儿童青少年降脂药物的选择除考虑疗效外，还应考虑用药的安全性，特别是药物是否会影响生长发育。

1. 食物多样化，以达到充足营养。

2. 充足的能量以保证生长和发育的需要，并维持理想体重。

3. 脂肪供能不超过每天总能量的 30%，饱和脂肪酸供能小于总能量的 10%，每日饮食中胆固醇少于 300 毫克。

4. 做到远离烟酒、避免被动吸烟、适量运动和心理平衡。

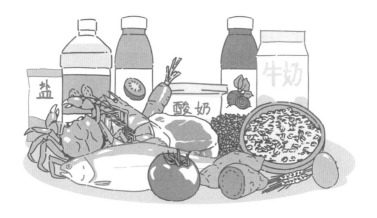

肥胖儿童应该怎么控制体重

自 20 世纪 80 年代开始，我国儿童肥胖出现增长趋势，肥胖会导致一系列代谢异常，严重损害儿童身心健康，增加成年后罹患糖尿病、心血管病和某些肿瘤等疾病的风险，肥胖儿童体内性激素水平较正常儿童高，还会出现性成熟较早。我们希望家长能通过下面的内容判断孩子是否存在超重肥胖，如为超重肥胖，怎么来控制体重，降低远期疾病风险。

怎样判断儿童肥胖

1. **根据公式** 公式 = （实测体重 / 标准体重 − 1）× 100%，如果超过了标准体重的 10%，可以看作超重，一旦超过 20%，则属于肥胖。

2. **体重指数（BMI）** BMI = 体重（千克）/ 身高（米）的平方，适用于诊断年龄超过 2 岁的儿童青少年超重和肥胖。推荐将 BMI 位于生长标准曲线的第 85 百分位数和第 95 百分位数之间作为超重的诊断标准，将 BMI ≥ 95 百分位数作为肥胖的诊断标准。

儿童肥胖的治疗

儿童肥胖最重要的环境因素是能量摄入超过能量消耗。儿童仍在生长发育阶段，治疗的目标设置和方案必须是个体化的。因此，包括饮食调整和增加体育运动在内的生活方式干预是儿童体重管理的基石。

1. **饮食治疗** 在保证儿童生长发育所需营养的前提下，控制总能量摄入，采用低脂肪、低糖、高蛋白饮食，增加膳食纤维摄入。14 岁以下儿童初期总能量：1 000 + 年龄 ×（50 ~ 60 千卡），以体重不增加为目标，而不能使儿童体重急剧下降；之后再根据体质情况逐渐减少能量摄入，下降体重期每天所需的能量可参照下列标准：5 ~ 10 岁：794 ~ 1 000 千卡；10 ~ 14 岁：1 000 ~ 1 200 千卡；大于 14 岁：1 200 千卡。如遇饥饿，可适量进食黄瓜、西红柿、苹果等蔬菜和水果。低能量食谱不能长期使用，体重正常后应逐渐恢复正常饮食和能量。

建立良好的饮食习惯，平衡膳食，尽量避免煎炸食品，避免狼吞虎咽的进食方式。晚餐适量，不超过总食量的 30%，早餐应达到 35%。

2. 行为治疗 纠正儿童不良饮食习惯首先应从改变家庭不良饮食习惯和生活方式做起，养成戒绝晚餐过饱、吃夜宵、偏食、吃零食、进食太快的习惯，少吃煎、炸、快餐等高能量食品。限制久坐行为，控制看电视、玩电脑的时间，鼓励多进行室外运动。保证学龄期孩子的睡眠时间，每天睡眠时间为小学生 9~10 小时，中学生至少 8~9 小时。

3. 运动治疗 已经出现肥胖的儿童每天至少有 30 分钟的中度至高强度体育活动，目标活动时间是 60 分钟，并且要建立在控制饮食的基础上。中度及高强度体育运动是能引起呼吸和心率增快的运动，包括快走、跳舞、游泳、平地骑自行车等。做中等强度运动时能说话，但不能唱歌；做高强度运动时不能唱歌，且说话困难。运动要循序渐进，不要操之过急。如果运动后疲惫不堪、心慌气促以及食欲大增均提示活动过度。

4. 药物和手术治疗 对于生活方式干预无效的肥胖儿童，可能需要进一步进行药物或手术治疗。

儿童肥胖的预防

儿童肥胖的治疗是一个长时间的过程，非常艰辛，尤其已经出现慢性疾病的儿童。因此，对于肥胖，预防重于治疗。肥胖发生的环境因素包括社会、家庭、饮食、运动、睡眠、心理等多个方面，因此儿童肥胖预防计划应是以学校为基础、由社区和整个家庭参与的整体计划，运用综合性的行为改变进行干预，让尽可能多的孩子成为受众。

1. 出生前和婴儿期的预防 孕妇应避免孕期营养过度、体重增加过多。母乳喂养可以帮助婴儿形成良好的自我调节能力，预防婴儿的过度摄食，母乳中含有很多生物活性物质可以抑制儿童远期肥胖，因而婴儿期鼓励纯母乳喂养至少到 4~6 个月。出生后前 4 个月内不添加辅食，如果发现婴儿体重增长过快，要推后添加辅食的时间或减少辅食量，尤其是谷类，用含糖量低的蔬菜来替代。

2. 学龄前期和学龄期儿童的预防 此阶段主要培养儿童良好的饮

食习惯、建立规律的生活制度，避免过度进食。少摄入低营养、高能量密度、高脂肪食物。果汁比水果含有更高能量，且饱腹感差，鼓励全水果饮食而不提倡饮用果汁；避免摄入含糖饮料、运动饮料、水果饮料、添加蔗糖的快餐、高果糖玉米糖浆、高脂肪或高钠加工食品及高热量零食。正确的做法是按照儿童的年龄大小，合理安排每天的饮食，尽量少吃过于油腻的食物，也不要吃过多的淀粉类食物。当孩子体重超过标准体重的 10% 时，应减少主食量，增加含糖量低的蔬菜摄入量。

3. **培养良好的运动和生活习惯**　除了要注意饮食控制外，更要增加运动量。每天应进行 30 分钟以上的中等强度体育运动或体力活动，家长可以给儿童选择喜爱的运动，如舞蹈、乒乓球、游泳等。建议培养孩子健康的睡眠模式以减少其发展为肥胖的可能性；控制孩子使用电子产品的时间，减少其静坐时间。

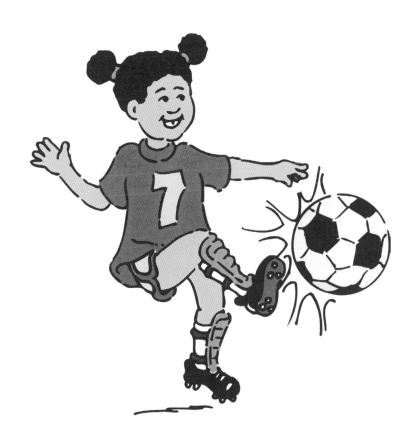

孩子需要补充 DHA 吗

近年来，DHA 可以算得上各种"保健食品"的热门产品。除了各种价格不菲的"深海鱼油""深海藻油"，越来越多的婴儿奶粉打出了"添加 DHA""双倍 DHA"的卖点，此外很多儿童食品也开始添加 DHA。在眼花缭乱的广告中，许多人下意识地把"DHA"当成了衡量一种食物好坏的标准。

那么，DHA 是什么？孩子是否需要补充 DHA 呢？

DHA 全名叫作"二十二碳六烯酸"，是大脑和视网膜的重要构成成分，对胎儿的智力、视力发展至关重要。《中国孕产妇及婴幼儿补充 DHA 的专家共识》中认为，机体维持适宜的 DHA 水平，有益于改善婴儿早期神经和视觉功能发育，也可能有益于婴儿的免疫功能、睡眠模式等。

既然 DHA 这么重要，我们可以怎么获取呢？

DHA 的来源

母乳是婴儿 DHA 营养的主要来源，倡导和鼓励母乳喂养，停母乳后所需 DHA 可以通过膳食摄取，中国人群的 DHA 摄入量相对不足，原因在于食物中所含亚麻酸和 DHA 较少，因此已经添加辅食的孩子可选择富含 DHA 的食物，主要来源为富脂鱼类。蛋黄也含有相对较高 DHA，而且相对易于获得。中国内陆地区鱼类摄入量较少，并且饮食习惯存在地区差异，这就要求在评估 DHA 摄入时考虑到地区差异，深海鱼类食物摄入较少的孩子可考虑补充 DHA 制剂。

怎么选择 DHA 产品

目前，市售的 DHA 有深海鱼油中提取和藻类中提取两种形式，前一种源于鱼类脂肪，不过至少有三大不足：①鱼油中 EPA（二十碳五烯酸）的含量太高，可使 DHA 所占的比例过低，与母乳相差较大，不符合孩子的生理需求。②鱼油中的 DHA 含量虽然比较高，却不含对脑发育有重要作用的另一种不饱和脂肪酸——ARA（花生四烯酸），而其中过多的 EPA 还会抑制孩子体内 ARA 的生成。③鱼类不同程度地受到汞、铅等重金属或砷等有害物的污染，安全性低。相比之下，藻类的优势突出，表现为 DHA 含量高，EPA 含量低，提取自海洋微藻，未经食物链的传递，安全性高，抗氧化能力强。

DHA 补充多少量合适

婴幼儿每日 DHA 摄入量宜为 100 毫克。母乳喂养的足月婴儿不需要额外补充 DHA；在无法母乳喂养或母乳不足情形下，可适当补充藻油 DHA。对于幼儿，宜调整膳食以满足其 DHA 需求。特别应关注早产儿对 DHA 的需求，欧洲儿科胃肠病学、肝病学和营养学会建议早产儿每日 DHA 摄入量为 12～30 毫克 / 千克体重；美国儿科学会建议出生体重不足 1 000 克的早产儿每日摄入量 ≥ 21 毫克 / 千克体重，出生体重不足 1 500 克的早产儿每日摄入量 > 18 毫克 / 千克体重，我国推荐早产儿每日 DHA 摄入量为每千克体重 55～60 毫克的 DHA，直至胎龄 40 周。

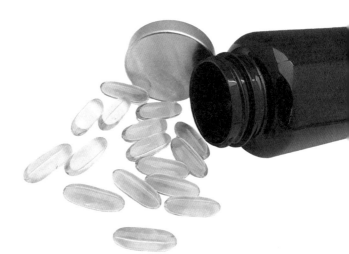

怎么给孩子
选零食

当下，零食已成为儿童日常饮食中重要的一部分，很难想象一个没有零食记忆的童年会是什么样。然而，面对市场上种类繁多的零食产品，很多家长在选择时常常犹豫：哪种零食更健康？该怎样为孩子选择零食？家长不必让孩子和零食完全"绝缘"，把握好儿童零食的选择标准，学会看食品营养标签，为孩子提供健康零食才是关键，只要科学选择、健康食用，零食也能吃出健康。

避开零食里的非天然反式脂肪酸

一般在零食中标注的反式脂肪酸都是非天然的反式脂肪酸，可能会影响儿童的生长发育，并可诱发成年人患心血管疾病、2型糖尿病等。配料表中出现如氢化植物油、人造奶油、人造黄油、起酥油、代可可脂、植脂末、奶精等，提示隐藏着非天然反式脂肪酸成分。在常见的零食中，很多口感香、脆、滑的高油脂食物都可能含有反式脂肪酸，如奶油蛋糕、饼干、巧克力派、蛋黄派、炸薯片、爆米花、冰激凌、沙拉酱、奶茶等。

不给孩子选经过辐照处理的零食

这条标准大多数人都不了解。在食品生产过程中，辐照或微波灭菌比较常见，能够延长产品的保质期。虽然研究已充分证实了辐照食品的安全性，不会对人体造成放射性危害，但是却会对产品包括蛋白质在内的营养素成分造成一定损失。因此，不建议孩子吃经过辐照杀菌的原料的零食。

应选择少盐、少糖、少油的零食

家长选购零食时，要注意食品营养标签的配料中排在前几位的有没有蔗糖、白砂糖；要注意看营养成分表中脂肪、碳水化合物、钠的含量，不宜过高；还要重点看"营养素参考值%"，按照成人的推荐摄入量，如每 100 克食物中钠的营养素参考值 % 是 50%，即每吃 100 克，就摄入了成人全天所需钠的一半，孩子的能量和营养素需要量为成人的 1/2～2/3，因此，如果孩子吃 100 克这样的食物，就几乎摄入了全天需要的钠。

选择零食，食品添加剂越少越好

给孩子选购零食，记住成分越简单越好！

儿童零食标准明确了要参照婴幼儿辅食的食品添加剂使用标准，特别限定不应含有防腐剂（苯甲酸、山梨酸等），人工色素（日落黄、胭脂红、亮蓝、诱惑红等），甜味剂（阿斯巴甜、安赛蜜、糖精、甜蜜素等），香精等。少量香精即可调出香浓的味道，却不利于孩子健康。

应注意零食产品标签中标注的致敏物质信息

现在患各种过敏性疾病的患者越来越多，如果孩子对某些食物过敏，家长要格外留心。在给孩子选购零食时，要仔细查看食品标签上的过敏原信息。新标准强制要求必须明确标注过敏原。常见的食物过敏原有牛奶、鸡蛋、海鲜、花生、坚果、大豆、小麦等。

分级选择零食

1. **可经常食用的零食**　主要是低脂、低盐、低糖类食物，包括奶及奶制品，其中的优质蛋白有益生长发育、增强骨密度；新鲜果蔬，可增加维生素、矿物质、膳食纤维摄入，增强人体抵抗力；坚果，营养价值高，还能增加饱腹感；谷薯类食物，富含碳水化合物和膳食纤维，是很好的能量来源。但要注意的是，这些食物虽然营养丰富，但也要适量食用。

2. **可适当食用的零食**　主要是指含有中等量的脂肪、盐、糖类的食物。对于学习量较大的学生而言，仅靠三餐能量可能不够，往往会选择各类果干、肉干、苏打饼干等来补充。这些食品含抗氧化成分、矿物质和膳食纤维，能有效补充能量，但其含糖、含盐量都较高，不建议常吃多吃。

3. **限制食用的零食**　主要是高糖、高盐、高脂肪类零食，如冰激凌、汉堡、炸鸡、膨化食品、蜜饯、奶油夹心饼干等。这些零食过量摄入会造成肥胖等健康问题出现，偶尔吃一点即可，尽量做到少吃或不吃。

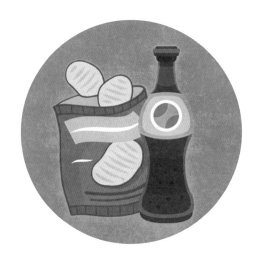

怎样健康吃零食

1. **吃零食注意控制总量**　零食提供的总能量不要超过每日总能量摄入的10%，建议每天吃零食要做到次数少、食用量小，不要一次吃太多而影响正餐。

2. **零食种类要丰富**　优选水果、奶类、坚果、麦片等，少吃高盐、高糖、高脂肪的零食，不喝或少喝含糖饮料。

3. **选择适当的吃零食时间**　吃零食的时间不要离正餐时间太近，最好间隔1~2小时，尤其要注意饭前不要让孩子吃零食。另外，睡前不要让孩子吃零食，主要是为了减少能量摄入和避免影响睡眠，同时也能更好地预防龋齿发生。

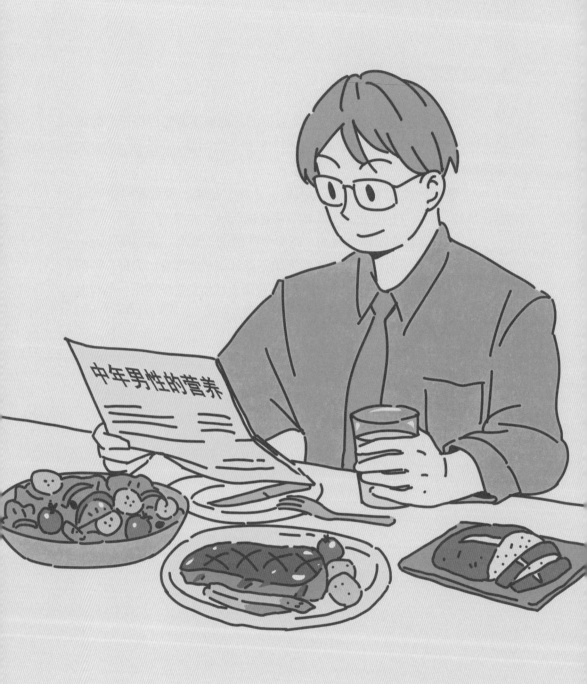

中年男性营养

　　面对家庭和事业的双重压力，男性朋友们多少会感到些许疲惫。人到中年，人生行程过半，客观地说身体健康的巅峰期已经过去。俗话说"上坡容易下坡难"，中年男性更应该小心翼翼，注意合理饮食和生活方式的调节，防止过早被疾病缠身，从而影响健康状况和生活质量。

中年男性容易被哪些营养相关疾病缠身

人到中年，男性朋友们容易被肥胖、高血压、糖尿病、血脂异常、高尿酸血症等疾病缠身，这些疾病或多或少都和饮食有一定关系。

肥胖

中年男性的身体变化给人留下印象最深刻的恐怕就是"啤酒肚"了。有研究指出，男性在40～45岁间最容易发胖，其中基础代谢率受到年龄增长而降低为主要原因。这种"啤酒肚"或者"苹果型"的向心性肥胖又和代谢综合征密切相关。代谢综合征是一种典型的生活方式疾病，其发生、发展过程与膳食、行为、劳动强度等多种因素直接密切相关，中年人群高发。这种源于内脏脂肪增多引起的血脂、血糖等营养相关代谢性指标的变化，正是威胁中年男性身体健康的元凶。

高血压

高血压一般是指收缩压高于140毫米汞柱或舒张压高于90毫米汞柱，或两者均高。高血压是最常见的慢性疾病，也是其他心脑血管病最主要的危险因素。正常人的血压在一定范围内波动，且高血压发病率有随着年龄增长而增高的趋势，40岁以上者发病率高，以收缩压高更为明显，而50岁后舒张压呈现下降趋势，脉压也随之加大。中年男性是站在高血压悬崖上最危险的群体，更应注意相关问题。

糖尿病

大部分 2 型糖尿病患者都在 30 岁以后发病，这说明步入中年以后，血糖也可能会慢慢出现问题。空腹血糖、糖化血红蛋白在中年人群中会出现明显增高，特别是那些体型看上去"发福"的中年男性，因为肥胖问题导致胰岛素抵抗，更成为血糖升高的温床。

血脂异常

血脂包括甘油三酯、总胆固醇、低密度脂蛋白胆固醇、高密度脂蛋白胆固醇等检验指标，除高密度脂蛋白胆固醇是心血管保护性因素外，其他都是心脑血管动脉粥样硬化的危险因素。我们通常所说的"高脂血症"除包括高甘油三酯血症、高胆固醇血症、高低密度脂蛋白胆固醇血症外，还包括低高密度脂蛋白胆固醇血症，因此"血脂异常"比"高脂血症"更为确切。

血脂异常是中年人群最常见的代谢性指标变化。特别是随着生活水平的提高和生活方式的改变，血脂异常发生率也逐步升高，流行病学研究显示城市显著高于农村，50 岁之前男性高于女性，所以居住在城市和农村的中年男性都要重视这个问题。

高尿酸血症

高尿酸血症一般是指尿酸男性高于 420 微摩尔 / 升，女性高于 360 微摩尔 / 升。除了血尿酸升高外，并没有痛风发作的任何临床症状，这种情况可以长达数年之久，如果不去化验血液生化指标，根本就发现不了尿酸升高。而随着血尿酸持续升高，尿酸盐结晶沉积于骨关节、肾脏和皮下等部位，引发的急、慢性炎症和组织损伤，导致急性痛风性关节炎突然发作，便成为我们不能承受的切肤之痛——痛风，最初受累的部位往往是脚趾关节，出现关节红肿、灼热发胀、剧烈疼痛等症状。

痛风更是典型的"重男轻女"型疾病，男女患痛风比例约为 15：1。归根到底，一方面从饮食方面讲，女性饮酒、吃肉、暴饮暴食的频次比男性少得多，摄入高嘌呤食物也少；另一方面，也是女性痛风发生率低的主要原因——女性体内雌激素水平高，而雌激素有利于尿酸的排泄，这样女性就不易形成痛风性关节炎。

因此，无论在血脂、血糖还是尿酸等方面，看上去男性都比较容易"受伤"，特别是中年男性，既处于事业巅峰期也是健康的关键期，不知不觉身体就开始频频亮黄灯甚至红灯。还好这些指标临床上有许多简便、经济的检测手段可以快速发现是否异常，对疾病早期诊断十分重要，若定期做血尿酸检查，并根据检查结果采取相应措施，即可在早预防、早干预、早治疗和保护健康等方面获得最大效益。但不少人体检发现血尿酸异常却视而不见，不采取措施，耽误了宝贵的早期干预与治疗的机会，后期酿成严重后果。

中年男性常见不良生活方式有哪些

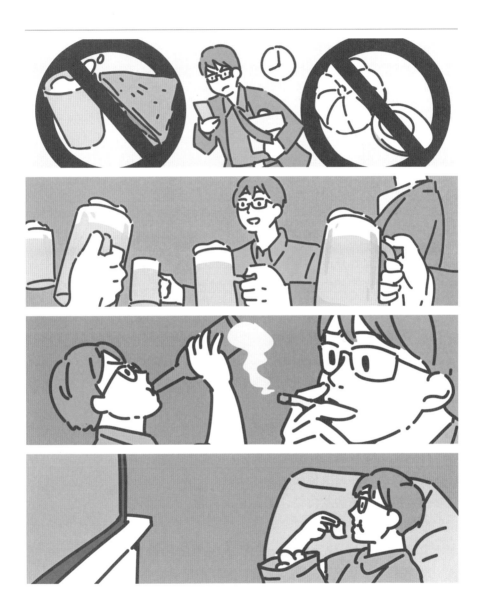

　　男性朋友因为交际应酬、工作压力等原因，吸烟、饮酒、熬夜和高盐、高脂饮食及缺乏运动锻炼等不良生活方式司空见惯，严重影响自身健康，下面我们就来盘点一下这些不良的生活方式。

1. 吸烟 吸烟的危害众多，既容易诱发肺部癌变也是慢性阻塞性肺病的首要危险因素。吸烟还与心血管疾病密切相关，吸烟者发生心绞痛、心肌梗死或猝死的危险性比不吸烟者高 1.2 倍。香烟烟雾中的有害物质可诱发癌症，如烟焦油可导致肺癌、口腔癌、喉癌、膀胱癌等，挥发性烃类可导致肺癌、白血病等。因此，吸烟有百害而无一益，二手烟还会毒害家人和密切接触的人。

2. 饮酒 酒精是一种高效的产热剂，每克乙醇可提供 7 千卡的能量，仅次于脂肪（9 千卡/克），远高于同质量的碳水化合物和蛋白质（4 千卡/克），而且酒精不像蛋白质、脂肪、碳水化合物，它单纯的产热，不提供任何的其他营养素。酒精还是身体最喜欢利用的能量，在脂肪和酒精同时存在的情况下，身体会优先利用酒精提供能量，这样会造成脂肪消耗减少，容易造成脂肪堆积。

此外，过量饮酒与多种疾病相关。长期饮酒可造成酒精性脂肪肝、酒精性肝炎、酒精性肝硬化等疾病，严重者会出现肝腹水、肝功能不全、消化道出血等并发症。饮酒还会造成慢性酒精中毒，引起酒精中毒性痴呆等；饮酒可使血压升高，引起心脑血管疾病。大量饮酒还会刺激胰腺分泌，容易导致急性胰腺炎，胃溃疡及胃癌发生风险也会增高。

3. 饮食不规律，不吃早餐 不吃早餐往往导致人体在上午没有充足能量，大脑能量不足会影响正常工作，也会导致午餐吃得更多，容易形成脂肪蓄积，不吃早餐的人还容易患胆石症。

4. 饭桌应酬，高盐高脂 中年男性在外就餐频次明显高于女性，接触高盐、高脂饮食的机会更多。高盐摄入增加高血压、脑卒中及胃癌的发病风险。高脂食品口感好、香味足，对食用者有很大诱惑，很容易造成能量过剩，而且反复高温油炸还会产生多种有害物质。此外，摄入过多富含饱和脂肪酸的食物，如黄油、奶油、可可脂和肥肉等，都容易诱发血脂异常、冠心病、肥胖等。

5. 睡眠不足，缺乏锻炼 中年人由于工作繁忙容易忽视运动锻炼，熬夜加班也是常态。研究发现，睡眠不足会发生内分泌失调现象，更容易患抑郁症、肥胖症，并且精神压力增加、注意力不易集中，甚至会引发动脉硬化、冠心病等疾病。由于体育锻炼少，久坐时间过长，平时乘车较多而很少步行或骑车，体力性娱乐活动不足，久而久之就会导致肥胖、静脉曲张、颈椎病等。

2017 年发布的《全民健康生活方式行动方案（2017—2025）》明确要求，全国要深入开展"三减三健"（减盐、减油、减糖；健康口腔、健康体重、健康骨骼），适量运动，控烟限酒和心理健康等四个专项行动，推广践行健康生活方式的良好氛围，我们的男性朋友起码要做到以上几点，才是对自己、对家人的健康负责。

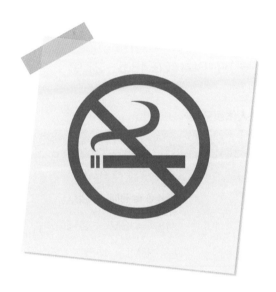

戒烟越早越好，最好从年轻时期就养成不吸烟的好习惯。

怎么知道自己体重
是否超标

男性朋友们也许眼看着自己在体重秤上的数字越来越高，测量腰围的卷尺越来越长，年轻时候的衣服、裤子明显变小了，心里也越来越发愁，眼看着自己的体重增长，不禁在想，到底怎么才算体重超标？肥胖有没有标准呢？

1. 体重指数法 严重的肥胖一眼就看得出来，但多数人需要进行身高、体重的测定，从而估算自己是否有超重、肥胖问题。目前，最常用的判断健康体重的指标是体重指数（BMI）。

BMI = 体重（千克）/身高（米）的平方。

我国健康成年人（18～64岁）的BMI应在18.5～23.9。

成人体重分类

分类	BMI
肥胖	BMI ≥ 28.0
超重	24.0 ≤ BMI < 28.0
体重正常	18.5 ≤ BMI < 24.0
体重过低	BMI < 18.5

通过上述简单的计算，我们很容易就能得出自己BMI所在范围，从而明确体重是否超标。但该方法只适合体力活动和身体比例正常的成人，运动员、不注意锻炼者、长期卧床患者等用该方法就不适合了。

2. 腰围法 俗话说"裤带越长、寿命越短"，说的就是腰围是衡量腹部肥胖的重要指标。腰围是腰部周径的长度，目前公认腰围是衡量脂肪在腹部蓄积（即中心型肥胖）程度的最简单实用的指标。根据我国卫生行业标准，男性腰围 ≥ 90厘米、女性腰围 ≥ 85厘米即为中心型肥胖。

**营养
小贴士**　▶ **身高和体重的测量**

　　测量身高时最好在早晨，空腹、脱鞋、排空大小便，只穿轻薄的衣服，测量身高的量尺（最小刻度为 1 毫米）应与地面垂直，固定或贴在墙上，受试者直立，两脚后跟并拢，靠近量尺并将两肩及臀部也贴近量尺，测量人员用一根直角尺放在受试者的头顶，使直角的两个边一边靠紧量尺、另一边接触到受试者的头皮，读取量尺上的读数准确至 1 毫米。称量体重最好用经过校正的杠杆型体重秤，受试者全身放松直立在秤底盘的中部，读数准确至 0.1 千克。

**营养
小贴士**　▶ **腰围的测量方法**

　　测量腰围时，让受试者直立，两脚分开 30 ~ 40 厘米，用一根没有弹性、最小刻度为 1 毫米的软尺，放在右腋中线胯骨上缘与第 12 肋下缘连线的中点（通常是腰部的天然最窄部位），沿水平方向环绕腹部一周，紧贴而不压迫皮肤，在正常呼气末测量腰围的长度，读数准确至 1 毫米。

3. 标准体重法

首先，按以下公式计算标准体重。

简易计算法：标准体重（公斤）= 身高（厘米）– 105

Broca 法：标准体重（公斤）=［身高（厘米）– 100］× 0.9（男性）或 0.85（女性）

其次，计算超重百分比。

超重百分比 =（实际体重 – 标准体重）/ 标准体重 × 100%

标准体重法对成人体重分类

分类	超重百分比
重度肥胖	> 50%
中度肥胖	30% ~ 50%
轻度肥胖	20% ~ 30%
超重	10% ~ 20%
体重正常	−10% ~ 10%
体重过低	< −10%

标准体重法虽然较 BMI 粗糙一些，但由于计算简单，而且对于肥胖进行了进一步分级，可以使胖友们直观了解自己肥胖的严重程度，在实际操作中应用也十分广泛，特别适用于那些一眼就能看出肉乎乎的肥胖者们。

4. **人体成分分析法**　在这样一个胖人说自己是骨架大、瘦人说自己肌肉多的年代，您应该怎样拿出客观数据，告诉他们自己体重的真相呢？即使对于体重貌似正常的人，也不要沾沾自喜，您要明白体重只是一个宏观数据，能简单明了地初步判断是否超重或肥胖，而要更加科学地观察、细致入微地了解身体脂肪组织的堆积水平，就要借助一种仪器——人体成分分析仪。这种仪器采用了生物电阻抗检测技术，能清晰地描绘出身体的脂肪、肌肉、水分的比例，使您获得体脂百分比信息。

关于体脂百分比，目前国内尚无统一标准，建议采用中国医师协会推荐的标准，即男性 ≥ 25%、女性 ≥ 35% 为肥胖。这种评价方法目前普及率越来越高，它具有前面三种方法无可比拟的优势，比如可进行节段分析，分别测量躯干整体数据及上肢、下肢数据，其中高端人体成分分析仪还可以测量人体的内脏脂肪和基础代谢率，推定身体年龄，甚至通过专业软件系统记录观察身体状况改善的轨迹，从而帮助制订新的节食和运动计划，并结合健康管理系统中身体分析数据为胖友们提供专业的建议。

肥胖人士如何科学减肥

　　首先，要明确的是正确的理念——减肥不等于减重，不能单纯追求体重秤上数字的降低，而是要结合人体成分分析，降低身体体脂率，特别是减掉那些真正严重威胁健康的内脏脂肪；当然也不要盲目追求"瘦"，中年男性 BMI 最好在 20～24，且腰围和体脂率达标。

　　其次，要明确的是合理的目标——最好有医生或者营养师的监督、指导和管理，减肥是长期与身体"发福"状态斗争并"自我革命"的过程，靠自己的意志力独自完成减肥大业十分困难，可以先定个小目标——减去现有体重的 10%，然后逐渐向理想体重或正常范围体重靠拢。

　　减肥的速度以开始 1 个月每周减 1 千克、后期每周减 0.5 千克为宜，减肥速度过快实际上弊大于利，不但会出现血脂、激素、代谢紊乱，而且脂肪动员过多，容易引起酮症酸中毒，并且体重反弹发生的概率也非常高，容易陷入"减肥－复重－再减－再肥"的怪圈。

　　最后，科学的减肥方法无外乎"管住嘴、迈开腿"。但如何科学限制饮食、合理增加运动，不是简单的减法和加法，每个人应该根据自身的特点、需求等，找到适合自己的一套减肥"加减混合运算"方案，或者制订一个靠谱的个性化减肥计划。

运动基本原则

　　每周至少运动 5 天，达到减肥运动的基本频率要求，每周运动 7 天是容易见到减肥效果的运动频率。一般建议每次有氧运动持续进行 30 分钟以上，达到维持中等强度（最大心率 = 220 － 年龄，一般认为当心率达到最大心率的 60%～75% 时，身体活动水平即达到了中等强度），脂肪消耗才逐渐增加，是减肥者的首选。

饮食宜忌

1. **宜选用的食物**　①优质蛋白来源食物，如牛奶、鱼虾类、蛋清、瘦肉、豆制品等。②新鲜蔬菜，如芹菜、黄瓜、西蓝花、菠菜等，此类蔬菜中含有丰富维生素、膳食纤维，且能量低并具有饱腹感。③主食宜粗细搭配，每天至少 1/3 主食要选择粗粮代替，如小米、玉米、莜麦、荞麦、燕麦等杂粮，粗粮能量密度较低也含有丰富的膳食纤维，有利于控制体重。

2. **忌食或少食的食物**　①高脂食物：脂肪过高易饱腻，使食欲下降，而且脂肪摄入过多也是引起肥胖、高血脂、动脉粥样硬化等多种慢性疾病的危险因素之一。过多摄入脂肪可致酮症，限制膳食每日总能量供给时，必须限制膳食脂肪供给量，要忌用的食物如肉汤、蛋黄、鱼籽、肝、肾等动物内脏，尤其富含动物脂肪的食物，如肥肉和荤油，并禁用油炸食品及过油食物；坚果由于富含植物油脂，虽然优于动物脂肪，但也应限制摄入量。②高糖食物：限制添加糖的摄入量，如蔗糖、麦芽糖、果糖、蜜饯及甜点心等，糖类在体内能转变为脂肪，尤其是肥胖者摄入添加糖后，更容易以脂肪的形式沉积，故对含添加糖的食品应尽量少吃或不吃。③烹调油要选择植物油，炒肉丝、肉片可改用过水焯后用少量烹调油翻炒；烹调时宜清淡少盐，多采用蒸、煮、炖、烩、拌等方法，忌用油煎、炸。

如何做到
适量饮酒

生活中各种应酬不可少，常听别人劝说"喝点酒有益健康"，现在这种说法已经被权威研究否决。前文提及酒精的产热远远高于同质量的碳水化合物和蛋白质，仅次于脂肪，而且作为机体优先利用的能量，还会引起体内脂肪蓄积。

因此，对于体型肥胖的人，尤其是腹部肥胖者，就不要喝酒了。腹部肥胖说明能量摄入过剩，这已然为患慢性疾病做好了准备，如果再喝酒，无疑会使情况更加恶化。

如果因为种种原因非喝不可，一定要限量。《中国居民膳食指南（2022）》中建议成年男性一天饮用酒精量不超过 15 克，相当于啤酒 450 毫升，或 12°葡萄酒 150 毫升，或 38°白酒 50 克，或 52°白酒 30 克。鉴于现在有些人错误地用喝红酒的方法预防心脏病，《中国居民膳食指南（2022）》特意指出："不建议任何人出于预防心脏病的考虑开始饮酒或频繁地饮酒。"即使适量饮酒也有害健康，所以奉劝被慢性疾病逐渐包围的中年男性朋友，最好是滴酒不沾。

请您始终记住，《中国居民膳食指南（2022）》中关于饮酒的建议是上限，而不是建议你喝到这个量，真正的建议是不喝或喝得越少越好，无论是红酒、白酒、葡萄酒还是所谓的滋补药酒。

**营养
小贴士**

▶ **解酒的食物有哪些**

乳制品是一种胃肠吸收抑制剂，其与酒精混合后，会促使蛋白质凝固沉积，在胃表面形成一层保护膜，隔离酒精在胃内进一步吸收，减轻醉酒程度。同时乳制品中钙含量丰富，可有效缓解酒后烦躁。

在生活中，醉酒后最方便、最简单的解酒方法就是喝蜂蜜水。蜂蜜中含有一种大多数水果都含有的果糖，可以促进酒精的分解，起到代谢增强、快速醒酒的作用，并能减轻饮酒后产生的不适感，特别是头痛症状。

醉酒者还可通过适时补充维生素制品有效缓解酒醉状态，预防酒精中毒。广泛使用的维生素主要包括 C、B_1、B_6、B_{12} 等。

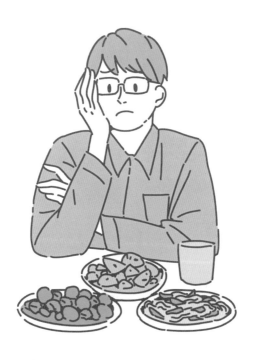

中年男性怎么预防糖尿病

预防糖尿病应采取饮食控制和改变生活方式的方法，包括戒烟限酒、心理平衡、超重肥胖者降低体重（体重减轻5%～10%）和规律的体力活动（每天不少于30分钟中等强度的体力活动）等。

下面我们主要来说说饮食控制，包括减少精制碳水化合物（如精米、白面）的摄取，多食用粗杂粮和蔬菜等来降低发生糖尿病的风险，可以概括为"三大纪律、八项注意"。

"三大纪律"

1. 合理控制总能量，以维持标准体重。例如一名成年男性，轻体力劳动，身高175厘米，体重80千克，BMI = 26（超重），标准体重应为70千克，则每天所摄入能量应适当减少，使体重逐渐降低4～8千克。

2. 荤素搭配、粗细搭配。饮食尽量营养均衡，平均每天摄入12种以上食物，每周至少25种以上。

3. 合理安排餐次。饮食有序有度，少量多餐，定时、定量。

"八项注意"

1. 碳水化合物主要来自谷薯类食物，如米面、土豆等，并且粗粮如燕麦、玉米、杂豆等占比至少1/3。

2. 控制脂肪和胆固醇的摄入，主要是指油脂、动物类食物，如植物油、肥肉等。

3. 蛋白质的摄入应近似于正常人，特别是保证优质蛋白来源的食物，如牛奶、鸡蛋、瘦肉类等食品。

4. 维生素、矿物质的供给应满足人体需要。蔬果、杂粮等含量丰富，来源广泛。

5. 多吃新鲜蔬菜（500克以上）、水果限量（不超过200克），保证充足膳食纤维。

6. 多喝水、戒烟酒、少外出就餐。

7. 少吃多动、控制体重。注意监测自己的体重和腰围，如果继续增加，说明吃动失衡，需要减少摄入量和/或增加运动量。

8. 烹饪清淡、少油少盐。宜选择清蒸、水煮、清炖等方式加工食物，少用红烧、煎炸等，禁用糖调味。

**营养
小贴士**

▶糖尿病患者外出就餐注意事项

1. **菜品选择**　选择不带皮的瘦肉和鱼虾类；动物内脏、香肠、腌肉类、午餐肉等尽量不吃；油煎、油炸、糖醋、蜜汁等菜品尽量别点，优选清蒸、白灼及清炖等；嘱咐厨师少放油和盐，不放糖和味精，用沙拉酱拌的沙拉要少吃。

2. **主食选择**　多点蔬菜、杂豆等富含膳食纤维的食物，主食最好选米饭、粗粮、馒头等，不要选炒饭、炸面食、点心等。

3. **饮品汤羹**　避免饮用含糖饮料和酒精饮品，少喝浓汤、荤汤。

4. **餐后甜品**　不点餐后甜点。

5. **不可暴饮暴食**　尽可能做到定时、定量进餐。特别是服用降糖药或使用胰岛素之后要按时吃饭，尤其不能忽视主食，防止血糖波动过大。

中年男性怎么预防高血压

对于中年男性，要想预防高血压的发生在饮食方面最好做到以下几点。

1. 控制总能量及维持健康体重　超重或肥胖容易导致血压升高，增加高血压的发病风险，其总能量应比平时适当减少。膳食应做到营养平衡，养成良好的饮食习惯，如一日三餐、定时定量、少吃零食、细嚼慢咽等。

2. 限制钠盐摄入　世界卫生组织建议每人每日摄盐量应控制在 5 克以下，但实际我国居民平均每天食盐摄入量高达 10 克以上，其中 80% 来自烹调时的调味品及含盐量高的腌制食品。因此，对大多数高血压患者建议平时要注意养成清淡的口味，尽量不食用腌制品，还要注意调味品里的"隐形盐"。

3. 增加钾、钙、镁的摄入量　钾能对抗钠的不利作用，因此建议钾的摄入量要充足，主张从天然食物中摄取，特别是多吃新鲜蔬菜和水果。推荐饮用牛奶等含钙丰富的食物。原发性高血压、高血压性心脏病与低镁有关，补充镁离子可预防相关疾病，常见食物中含镁较丰富的有黄豆、荞麦、大黄米、大麦、黑米、口蘑等。

4. 蛋白质的质与量要满足需要　除并发肾功能不全者外，高血压患者应增加优质蛋白的摄入，多选择鱼类、奶类、大豆及其制品为蛋白质来源，可降低高血压患者脑卒中的发生率。

5. 限制饮酒　乙醇是高血压的独立危险因素，高血压患者以不饮酒为宜。如有饮酒习惯，建议男性每日的饮酒量不超过 15 克（相当于啤酒 450 毫升，或 12°葡萄酒 150 毫升，或 38°白酒 50 克，或 52°白酒 30 克）。

营养小贴士　　▶ **高血压饮食要注意**

总的来说，步入中年，如果不幸得了高血压，饮食就要注意"**三低五高二适量**"，即低盐、低脂、低胆固醇，高维生素、钾、镁、钙、膳食纤维，适量蛋白质和能量。这是迄今为止公认的一组"黄金法则"。

中年男性怎么预防血脂异常

血脂异常明显受饮食营养及生活方式的影响，饮食治疗和生活方式改善是治疗血脂异常的基础措施。无论是否进行药物调脂治疗，都必须坚持控制饮食和改善生活方式。对中年男性而言，最好做到以下几点。

1. 控制总能量摄入，达到或维持健康体重　总能量摄入应以体重为基础，肥胖是血脂代谢异常的重要危险因素。超重或肥胖的血脂异常患者应控制体重增长，并争取逐渐减重至健康体重范围内。减少每日食物总能量，改善饮食结构，增加身体活动，可使超重和肥胖者体重减少10% 以上。

2. 限制脂肪及胆固醇摄入
（1）要尽量避免或减少肥肉、鸡皮、鸭皮、奶油、黄油、人造黄油、动物内脏、鱼籽、蟹黄等高脂肪、高胆固醇的食物，可选择脂肪含量低的动物性食物，如鱼、禽、瘦肉等。
（2）尽量选择蒸、煮、炖、拌等低脂的方法，避免煎、炸。
（3）限量使用植物油，每人每日用量以 25 ~ 30 克为宜，家里如有白瓷勺，每勺植物油大概就是 10 克，可用来粗略估计使用量，当然控油壶是最佳选择。

3. 适量摄入碳水化合物与蛋白质　碳水化合物以谷类、薯类和全谷物为主，限制精制糖和含糖类甜食，如点心、糖果和饮料等，此类食物中的添加糖摄入量不超过 50 克，最好控制在 25 克以下。建议摄入优质蛋白质，如鸡蛋、牛奶、瘦肉等，适量增加大豆蛋白质的摄入，大豆蛋白质的氨基酸种类齐全，营养价值相对较高，且不含胆固醇。

4. 充足摄入维生素、矿物质及膳食纤维 足量摄入新鲜蔬菜（每天300～500克）和水果（每天200～350克），主食中适当增加杂粮（每天50～150克），注意增加深色蔬菜比例，如菠菜、西蓝花、紫甘蓝等，以获取充足的维生素、矿物质、膳食纤维及微量元素。膳食纤维可减少机体对胆固醇的吸收，从而降低胆固醇水平。

5. 限制饮酒，可多饮茶 酒可促进肝脏合成更多的内源性甘油三酯和低密度脂蛋白胆固醇，故应限制饮酒。茶叶中含有茶多酚等物质，具有抗氧化作用并可降低胆固醇在动脉壁的沉积、抑制血小板凝集、促进纤溶酶活性、抗血栓形成，故建议多饮茶。

营养小贴士　▶ **血脂异常还能吃蛋黄吗**

蛋黄中确实含较高的胆固醇（每个200～250毫克），但不至于因噎废食。一般低胆固醇饮食要求全天胆固醇摄入量不超过300毫克，所以完全可以隔日吃1个鸡蛋或每天吃半个；严格的低胆固醇饮食要求全天不超过200毫克，可以适当限制。

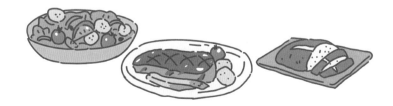

中年男性怎么预防痛风

首先，要关注自己的血尿酸水平。如发现尿酸偏高，就要注意限制高嘌呤食物的摄入，如动物内脏、鱼籽、脑髓、海鲜、浓肉汤、菌汤等，特别是火锅底汤是绝对不能喝的。很多人觉得底汤营养丰富、味道鲜美，其实，在涮食物的过程中，食物中大量嘌呤溶于汤中，但是蛋白质溶于水是非常微量的。高蛋白食物可选择牛奶和鸡蛋，既含有优质蛋白质，又含极少嘌呤，可以放心食用。肉类则最好用水煮后弃汤食用，可以减少相当量的嘌呤摄入，肉类每天摄入量控制在50～100克即可。黄豆含嘌呤较高，但豆腐等豆制品由于制作过程中很多嘌呤随着卤水去掉了，相对嘌呤含量不高，可以食用。

在避免高嘌呤食物的同时，还要注意限制果汁、含糖饮料、糖果、甜点等甜食及添加糖的摄入，因其中所含的果糖会影响尿酸排泄。饮酒也是痛风发作的主要诱因。啤酒和黄酒含有一定量嘌呤，而且酒精在代谢过程中产生的乳酸影响肾脏对尿酸的排泄，血液中尿酸突然升高，可导致痛风急性发作，所以应尽量避免饮酒。

预防痛风还要做好体重管理，BMI控制在20～24为佳，饮食和运动干预双管齐下。但对于肥胖患者切忌减肥过急，可以每周减重0.5千克的速度慢慢减至健康体重范围，过度饥饿性节食会造成体内酮体升高，影响尿酸通过尿液的排出，容易导致痛风发作。所以，不能禁食或碳水化合物摄入过低者的减重需要在临床医生和营养师指导下进行。

预防痛风还要多饮水，水是溶解和促进体内尿酸排出的载体。只要心、肺、肾功能正常，就可以多喝水来促进尿酸排泄。

只要注意上述环节，相信痛风是不会主动找上门的。

**营养
小贴士**

▶ **患了痛风该如何调整饮食**

痛风饮食的总原则为"三低一多"，即低嘌呤、低能量、低脂肪、多饮水。为了选择上的方便，我们将食物按嘌呤含量分为三类。一般而言，痛风急性期应严格限制嘌呤摄入，每天在 150 毫克以下，而缓解期膳食要求以低嘌呤食物为主，中等嘌呤食物限量，高嘌呤食物要少吃。

痛风作为一种富贵病，和我们的饮食息息相关，所以想要更好地缓解和治疗，在饮食上就要多下功夫，控制饮食是缓解痛风的重要方面。

在我们的日常生活中做到低嘌呤饮食其实并不难，只要做到不喝酒、不喝肉汤、不吃动物内脏、少吃海鲜，并饮用充足的水分，加上适量运动，其他食品都可以根据喜好，适当享用，大可不必每天只吃单一素食。但是千万要记住，凡事都要有个度，哪怕是低嘌呤的食物，一旦过度食用，也是有可能引起痛风发作的。

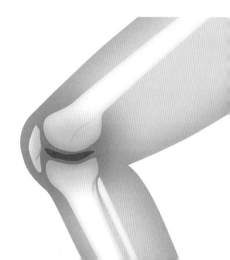

中年男性怎么预防脂肪肝

1. 控制能量摄入，保持健康腰围和体重
能量过剩最终会导致脂肪组织在肝脏浸润，所以平时一定要关注自己的腰围和体重，饮食要适当节制，保持每餐七八分饱的良好进食习惯，避免大量甜食和高脂肪油腻饮食，脂肪肝自然就不会轻易找上门。

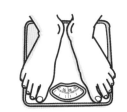

2. 坚持经常运动，保持良好生活方式
运动是需要终生坚持的健康生活方式，在科技高速发展、体力活动明显减少的今天，运动应成为每日必需品。通过运动，在消耗过多能量的同时，还锻炼了我们的肌肉及全身各系统的协调能力，并帮助我们建立较高的基础代谢水平，脂肪也不会那么容易堆积。

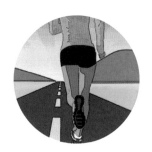

3. 控制饮酒　酒精是损害肝脏的第一杀手，可使肝细胞对脂肪酸的分解和代谢发生障碍，引起肝内脂肪沉积而造成脂肪肝。饮酒越多，脂肪肝也就越容易发生，还可进一步引起肝硬化等严重肝病。

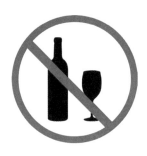

中年男性面对骨质流失和关节退变应该怎样饮食调理

研究显示，人体的骨量在 30 岁时达到顶峰，随后开始逐渐缓慢地下降。由于男性峰值骨量高于女性，出现骨丢失的年龄迟于女性，而且中年后雄激素水平的下降是"渐进式"的，而非像女性雌激素水平在更年期之后那种"断崖式"降低，因此中年男性骨丢失的量与速度都低于女性，老年男性骨质疏松的程度也要轻于女性。

对于任何人来说，增龄性的骨质流失和关节退变都是不可避免的，中年男性面对这个问题也不能高枕无忧，提前做好预防措施十分必要。

适当运动对于预防骨质流失、关节退变和骨质疏松等都有毋庸置疑的效果，不管是有氧运动还是抗阻训练和负重运动，都能维持或提高人体骨密度和矿物质含量。除此之外，饮食也是关键因素之一，特别是蛋白质、钙、维生素 D 等营养素在骨骼健康中的角色，一直以来都牢牢占据着主角的地位。

1. **平衡膳食，优质蛋白** 正常成人每日食物平均摄入 12 种以上，要求合理进行荤素、粗细搭配，中年男性还需重视优质蛋白质来源的食物，如鱼虾、瘦肉、蛋、奶、豆制品等。

2. **注意钙的补充** 钙是维持骨骼健康不可或缺的基本元素，富含于奶制品、虾皮、坚果等食物中，深色蔬菜如芥蓝、油菜等含钙量也不容小觑。当然，奶制品如牛奶、酸奶、奶酪等还是钙质最理想的来源。如果已经出现骨质流失和骨质疏松症等情况，那就有必要及时补充钙片等药物予以治疗。

3. **维生素 D 的补充** 特别是户外活动少的中老年人，维生素 D 不足或缺乏十分常见。如果缺乏维生素 D，就算补充再多的钙也达不到吸收的作用，还好我们机体皮肤通过晒太阳就能自主合成有活性的维生素 D。如果因为各种原因无法接受充足日照，补充鱼肝油等也可以补充足够的维生素 D，满足维持骨骼健康的需要。

中年男性如何在饮食上应对肌肉衰减

人体的肌肉量不是恒定不变的，在 25 岁前会达到顶峰，随后肌肉数量开始减少，50 岁时肌肉量减少 5%，随后每年减少 1%～2%，在 80 岁时肌肉量减少约 30%。肌肉量的减少可引起肌肉力量的下降，造成活动能力下降，如走不动路、拿不起东西、容易疲劳和吞咽困难，严重影响老年人的生活质量。肌肉量还与骨密度密切相关，失去肌肉的强力保护，我们的骨骼也会慢慢失去支撑的力量，最终越来越脆弱，很容易出现骨质疏松症甚至骨折等，也增加跌倒和慢性疾病的风险及总死亡率。

这么说来，肌肉衰减似乎主要是老年人关心的事情，离中年人还很遥远，可是增龄性肌肉衰减并非一朝一夕就能完成的，这种肌肉衰减的趋势在中年已经开始。练好肌肉也会为骨骼密度与重量增砖添瓦。因此，除了有意识地开始肌肉练习外，必要的科学饮食也是管理肌肉过程中很重要的物质基础。

1. 注重平衡膳食，补充优质蛋白　如果说平衡膳食是身体健康的基石，那么保证主食的摄入量便是维持肌肉健康的基础，因为主食富含碳水化合物，能为机体提供足够的能量，机体就会减少动用蛋白质产能，从而发挥节约蛋白质的作用。

此外，蛋白质是构成肌肉的原材料，肌肉的形成和修复都需要蛋白质参与。因此，在注重平衡膳食、保证主食的基础上，应注意增加蛋白质尤其是优质蛋白的摄入量。其中乳清蛋白是牛奶中的一类可溶性蛋白质，含有多种营养成分和生物活性物质，在增加肌肉力量、增强自身免疫、促进机体快速恢复等方面具有特殊的功效。

2. **提供充足的维生素 D** 维生素 D 也是肌肉生长和维持的重要营养素。近年来的研究表明，维生素 D 除了可以增强骨骼健康外，还对肌肉健康有积极的影响，尤其是对那些长期室内静态作业的中年人群。

3. **开展适当的力量型肌肉锻炼** 肌肉遵循"用进废退"的法则，你不去刺激它，它就不会生长。因此，长时间不运动、久坐久卧，会出现肌肉流失、萎缩、功能退化，为了避免到老年后发生明显的肌肉衰减，中年时应养成经常运动的习惯，包括一定的抗阻力训练，如坐位抬腿、举哑铃、拉弹力带、负重深蹲等。

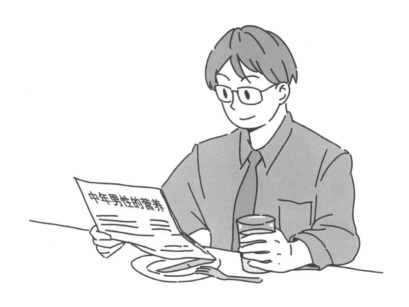

中年男性压力大，
该怎样进行饮食调理

"上有老下有小，家庭工作两头挑"，中年男性恐怕是压力最大的一部分人群。当人们处于精神和身体的双重压力下时，身体会自动作出一些生理上的调整，如肾上腺会分泌肾上腺素，使人在精神上更加警觉，心跳也会加快，肌肉紧张，继而提高身体的新陈代谢率，使人体进入对抗压力的战备状态。同时这些生理改变会使身体消耗更多能量，导致血糖水平下降，影响大脑的能量供应，还可能导致身体丢失更多的维生素和矿物质。长此以往身体就容易出现疲倦、头痛、胃灼热、消化不良、失眠、偏头痛、高血压、消化性溃疡、免疫系统功能减弱等症状。因此，面对压力，我们在调节生活节奏和保持健康心态外，还要养成良好的饮食习惯。合理摄取食物也可以缓解压力带来的身体上的不适感。

如何安排一日饮食，才能有效地缓解压力？

首先，平衡膳食是一切健康的基石，这部分内容不再赘述。

其次，一日三餐分配要合理，适当加餐。最好自己动手制作美食，伴随美妙的音乐，温馨的环境，充满爱意的家庭氛围，充分享受烹饪和食物的乐趣，也是缓解压力的有效方式。

**营养
小贴士**　▶ **有益于减压的饮食建议**

1. 适当吃些粗粮、薯类、豆类来补充 B 族维生素。这些食品的血糖生成指数比较低，有利于长时间维持精力和稳定情绪，保证工作效率。

2. 减少钠的摄入，如食盐、味精、香精、色素及咸菜、泡菜、榨菜、豆腐乳等食品，并增加钾、钙、镁的摄入量，如豆制品、奶类、各种深绿色叶菜和新鲜水果等，有利于保持情绪稳定。

3. 烹调要清淡，不用煎炸烤，适当少用烹调油。

4. 每餐八分饱，适当加餐，维持营养均衡、血糖稳定。

中年男性需要每天吃复合维生素和钙片吗

千人千面，这不是一道单选题。

如果平时因饮食习惯、个人偏好等导致营养素摄入不均衡（如不爱吃蔬菜、水果、奶制品），或者因为手术、疾病等原因无法正常饮食，可以咨询医生进行适当补充。如果存在胃、肠、肝、肾等功能障碍，额外补充过多维生素和钙片，可能会加重疾病进展。

在日常生活中，天然食物依然是我们获得这些必需营养素的最佳来源。要想获得充足的钙，可以多吃些含钙量丰富而又容易吸收的食物，最主要的就是奶制品。阳光就是天然的维生素 D，在室外活动多晒太阳即可补充。想补充维生素 C，新鲜的蔬菜、水果是最好的选择。对于一些脂溶性维生素，如维生素 A、维生素 E 等，最好通过动物食品、植物油等来正常补充，额外大量补充容易在体内蓄积，反而可能会危害身体健康。

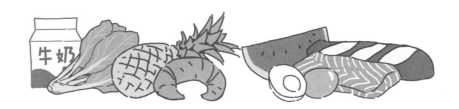

有没有适合中年男性的"营养保健品"

诚如上文所言，不推荐每天补充复合维生素和钙片，因此再次重申，不建议以保健为目的，追求所谓的营养保健品。先不说目前保健品市场鱼龙混杂，消费者有没有鉴别真伪的能力，即使真的需要膳食补充剂等营养保健品，适应证的掌握、科学的摄入量都是非常专业的问题，一般销售人员根本没办法提供。目前市场上较为可靠的营养保健品或者膳食补充剂主要有以下几种。

1. **复合维生素** 用于预防和治疗因维生素与矿物质缺乏引起的各种疾病，中年男性可以遵医嘱适量服用，偶有胃肠道反应，肾功能衰竭、高钙血症等人群禁用。

2. **水溶性膳食纤维** 如低聚果糖、菊粉等，用于便秘、腹泻、肥胖、高脂血症、糖尿病等疾病，中年人群可以遵医嘱适量服用，一般无不良反应。

3. **乳清蛋白粉** 主要用于低蛋白血症、肌少症等疾病，如长期摄入肉、蛋、奶等高蛋白食物较少，也可以适当补充。

4. **钙片** 用于各类人群的钙补充剂，帮助防治骨质疏松症，主要有便秘、腹胀等胃肠道不良反应，高钙血症、高尿酸血症患者禁用。

以上膳食补充剂都是临床广为使用的营养品，中年男性可以在医生的指导下科学、合理、适量补充，千万不可自行盲目服用，白白浪费钱不说，也没达到保健效果，反而种下不良的恶果。

推荐给中年男性的
健康饮食模式

食物多样，谷类为主

这是平衡膳食模式的重要特征。

1. 每天的膳食应包括谷薯类、蔬菜水果类、畜禽鱼蛋奶类、大豆坚果类等。平均每天摄入 12 种以上食物，每周 25 种以上。

2. 每天摄入谷薯类食物 250～400 克（可简单记为"半斤到八两"），其中全谷物和杂豆类 50～150 克（1～3 两），薯类 50～100 克（1～2 两）。

吃动平衡，健康体重

1. 应天天运动，保持健康体重。

2. 食不过量，控制总能量摄入，保持能量平衡。

3. 坚持日常身体活动，每周至少进行 5 天中等强度身体活动，累计 150 分钟以上。主动身体活动最好每天 6 000 步。

4. 减少久坐时间，每小时起来动一动。

多吃蔬果、奶类、大豆

1. 蔬菜水果是平衡膳食的重要组成部分，奶类富含钙，大豆富含优质蛋白质。

2. 餐餐有蔬菜，保证每天摄入 300～500 克，深色蔬菜应占 1/2。

3. 天天吃水果，保证每天摄入 200～350 克新鲜水果，果汁不能代替鲜果。

4. 吃各种各样的奶制品，相当于每天液态奶 300 克。

5. 经常吃豆制品，适量吃坚果。

适量吃鱼、禽、蛋、瘦肉

1. 每周吃鱼 280～525 克，畜禽肉 280～525 克，蛋类 280～350 克，平均每天摄入总量 120～200 克。

2. 优先选择鱼和禽类。

3. 吃鸡蛋不弃蛋黄。

4. 少吃肥肉、烟熏和腌制肉制品。

少盐少油，控糖限酒

1. 培养清淡饮食习惯，少吃高盐和油炸食品。每天食盐不超过 5 克，每天烹调油 25～30 克。

2. 控制添加糖的摄入量，每天摄入不超过 50 克，最好控制在 25 克以下。

3. 足量饮水，每天 7～8 杯（1500～1700 毫升），提倡饮用白开水和茶水；不喝或少喝含糖饮料。

4. 最好不饮酒。如饮酒，一天饮用酒的酒精量不超过 15 克。

扩展阅读

胰腺炎为什么会在中年男性中高发

得了胰腺炎后该怎么饮食

中年男性预防消化道肿瘤该怎么吃

中年男性在饮食上该怎么"保肝"

中年男性在饮食上该怎么"护肾"

扫码阅读，了解更多

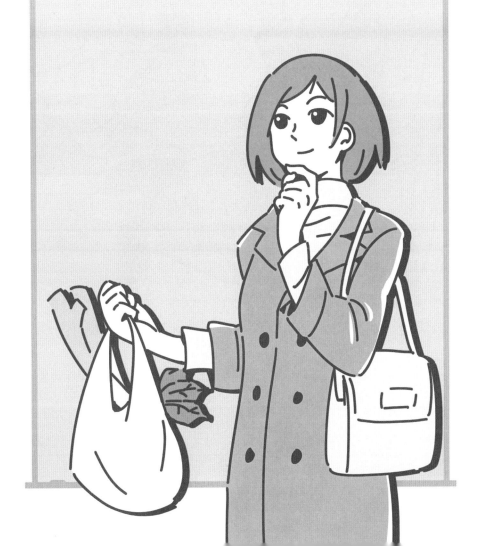

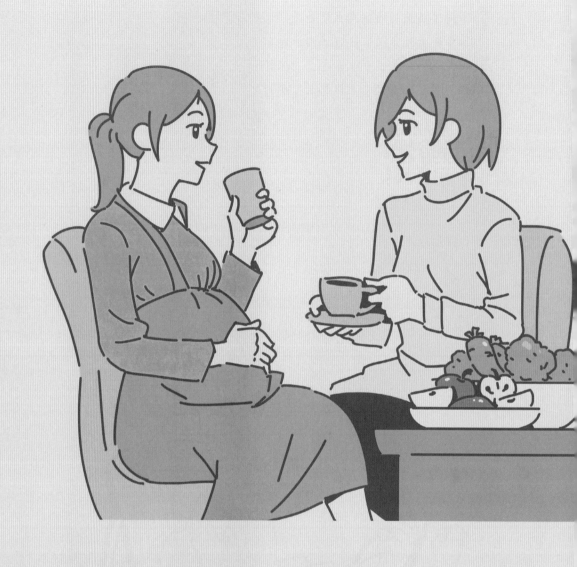

成年女性营养

现代女性已经成为社会的主力，每个女性似乎都变成多面手，不仅面临着职场、生育养育孩子、照顾家庭的压力，还面临着身材变形、容颜衰老以及睡眠不佳的困扰。在种种压力之下，女性往往忽略了对自己健康的关注，健康问题日渐增多。请跟随下面的内容，一起关注女性的常见营养问题吧！

如何科学
合理减重

减肥对于女性来说是一件要奋斗终身的大事，要求立竿见影，恨不得立马变成"小腰精"，于是有人选择节食、减肥药、按摩、过量运动等方式，期望体重在短期内降下来，可能短期内体重是降下来了，但是身体也出现了问题，甚至影响正常的生理功能，导致恶心、呕吐、月经失调、情绪改变、失眠、抑郁等，甚至危及生命。

因此，希望大家可以科学减重、健康减重！

确定自我体重范围

通常使用体重指数（BMI）进行判断。

计算方法：BMI= 体重（千克）/ 身高（米）的平方。

正常范围为 18.5 ~ 23.9，< 18.5 为消瘦，24 ~ 27.9 为超重，≥ 28 为肥胖。

女性可以根据 BMI 值大体估算自己的体重情况，如果超重和肥胖者应使用科学方式进行减重。女性最好将体重控制在正常范围内，不可盲目减肥，过于追求低体重。

控制能量摄入

将摄入的总能量限制在每日 1 000 ~ 1 500 千卡，即低能量饮食。每月体重下降控制在 0.5 ~ 1 千克，6 个月体重下降 7% ~ 8%。肥胖患者最好在专门营养师指导下制定严格的饮食计划。控制饮食绝不是单纯的节食，节食通常能在短期内降低体重，看似瘦下来了，其实降下来的主要是身体的水分，并非脂肪。长此以往营养素缺乏会严重影响身体健康，甚至导致身体内分泌系统的紊乱，破坏身体各方面的平衡，从而带来多种疾病。因此，控制饮食的前提还是要平衡膳食，在限制能量摄入的同时保证基本营养素的需求。

1. 合理规划餐次，实行多餐制，每餐七八分饱，两餐之间适量加餐，以牛奶、水果、坚果等为宜。

2. 主食量适当减少，但每日不可低于 100 克，建议 150～200 克，增加粗粮比例，全谷物、杂豆以及薯类应占主食的一半。

3. 减少烹饪油的量，减少脂肪供能比至 20%～25%，烹饪用油每天 20 毫升左右，烹饪方式以拌、蒸、煮、炖等为主。

4. 适当增加蛋白质供能比，增加优质蛋白质摄入量，如蛋、奶、瘦肉、鱼虾以及大豆类。

5. 多吃新鲜的蔬菜和水果，及时补充每日所需的维生素、矿物质及食物纤维等。

6. 减少饮食中盐的摄取，以清淡少盐为宜。

7. 多喝水，促进代谢废物排出。

8. 少吃高糖、高脂类食品，如甜品、肥肉、糕点等，拒绝夜宵。

改变生活方式，合理运动

饮食是良药，运动是良医，培养良好的运动习惯是维持体型和减重的重要方式。长期进行中等强度的有氧运动，可更好地使个体的能量摄入与消耗处于负平衡状态，即能量消耗大于能量摄入，从而燃烧堆积在体内的过多的脂肪，完成体重控制任务。

建议每周运动 5 次及以上，每次至少 40 分钟。运动医学专家建议，运动时应达到的有效减肥心率为最大心率的 60%～75%（最大心率 = 220 – 年龄），初跑者通常可保持在 60%～65% 最大心率即可。跑步、游泳、快走、有氧舞蹈、跳绳、力量训练、间歇性有氧运动等都是不错的选择。

在平衡膳食、合理运动的前提下达到减重目的，维持理想体重，才是健康、科学的减肥方式。

中年女性容易缺乏的营养素有哪些

女性至中年期绝经前后，由于雌激素含量减少会导致出现一系列精神及躯体表现，即我们常说的更年期综合征。这虽然是女性不可避免的生理阶段，但是通过补充营养素能够起到缓解症状的作用，所以进入中年期就要注意一些营养素的补充。

以下就列举几种中年女性容易缺乏的营养素吧。

—1—
蛋白质

由于体内细胞衰亡和各种代谢不可避免出现蛋白质丢失，并且随着机体老化，体内分解代谢增强，负氮平衡难以避免。充足的蛋白质不仅能让人体组织减缓衰老，还具有提高免疫力、修护身体组织等作用。因此，平时必须要多补充一些含有蛋白质，尤其是优质蛋白质的食物，如牛奶及奶制品、鸡蛋、畜类瘦肉、鱼类、家禽类及大豆和豆制品。另外，大豆还富含大豆异黄酮和皂苷，可抑制体内脂质过氧化，增加冠状动脉和脑血流量，对于预防和治疗更年期综合征、预防衰老和心脑血管疾病有重要作用，常食对中老年女性尤其有利。

—2—
膳食纤维

膳食纤维是健康饮食不可缺少的，在保持消化系统健康上扮演着重要的角色。同时，摄取足够的膳食纤维也可以预防心血管疾病、癌症、糖尿病以及其他疾病，也可稀释和加速食物中的致癌物质和有毒物质的移除，保护脆弱的消化道和预防结肠癌。我国居民膳食纤维摄入量严重不足，是生活方式性疾病高发的重要因素。

我们在补充膳食纤维时，千万不要矫枉过正。不可一味摄入高膳食纤维的食物，以免引起胃肠道不适以及干扰矿物质吸收。所以，在日常饮食中我们应做到食物多样化，谷类为主，粗细搭配。如有胃肠不适的人群，应减少膳食纤维的摄入量。

—3—
钙

人体骨质在 30～35 岁达到峰值，称为骨峰值。达到峰值至 40 岁之前，骨质处于相对稳定期，之后随着年龄的增长逐渐降低，尤其是女性在停经后随着雌激素的迅速下降，骨质快速流失。如果钙摄入不足，易导致骨量减少、骨质疏松等病症，出现腰酸背痛、抽筋、手腿发麻、脱发、烦躁、失眠多梦等症状，甚至发生骨质疏松性骨折。中国营养学会推荐膳食钙摄入量 18～50 岁为 800 毫克，50 岁及以上为 1 000 毫克。

—4—
铁

中年女性对铁的吸收利用能力下降，造血功能减退，血红蛋白含量减少，易出现缺铁性贫血。在平时饮食中，多选择血红素铁含量高的食物，如动物肝脏、瘦肉、动物血等，还有非血红素铁食物，如蛋黄、黑木耳、绿叶菜等。同时还应多食用富含维生素 C 的蔬菜、水果，可促进非血红素铁的吸收。

维生素

虽然人体对维生素需求量较低，但其具有广泛的生理功能，在体内发挥着重要作用。如充足 B 族维生素对维持神经系统的正常功能具有重要作用，可减轻疲倦、缓解失眠症状、促进消化吸收等。麦麸、肝脏、瘦肉、绿叶菜、坚果等食物中都含有丰富的 B 族维生素。维生素 A、维生素 C、维生素 E 被称为"维生素抗氧化铁三角"，对于抗衰老、美容养颜、抗癌防癌、预防心脑血管等疾病都有不错的作用。

需要注意的是，维生素 A、维生素 E 为脂溶性维生素，从食物中补充是相对安全的，如果使用维生素制剂，应在医生指导下进行。

人到中年是家庭事业双丰收的时候，也是各种压力相对较大的时候，部分人会感到身心疲惫，尤其是女性，肩负着工作和家庭的双重责任。同时，体内雌激素水平逐渐下降，皮肤松弛、皱纹增多、火气大、失眠、腰酸背疼、潮热等现象逐渐出现，甚至可能出现癌症、心血管疾病、肥胖等。因此，中年女性应了解自身身体状况，养成规律进餐习惯，保证营养素充足，才能更好地预防以上症状或疾病。

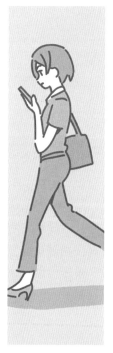
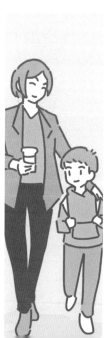
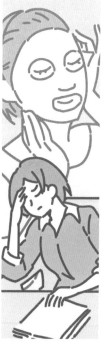
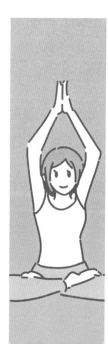

职场女性如何远离亚健康

由于工作节奏快、压力大，导致大多数城市职场女性处在亚健康状态，感冒、肢体畏寒、困倦乏力、面色灰暗、头晕、脱发等问题成为越来越多女性的困扰。

那么，职场女性怎么做才能远离亚健康呢？

1. 规律进餐 不管工作多么繁忙，也要保证一日三餐正常进食，不可饥一顿饱一顿，不可暴饮暴食。尤其是高质量的早餐，对于保证一天的工作效率是非常重要的。现在不少人为了能够在早上多休息一段时间选择不吃早饭，这是万万不可取的。长此以往容易导致胃肠道疾病、胆结石等，也不可将零食作为正餐，因为其无法满足机体营养素需要，反而易出现肥胖。

2. 营养素充足 在物质丰富的今天，典型的"显性饥饿"已经非常少见了，应该引起我们极大重视的是"隐性饥饿"。隐性饥饿指的一般是微量营养素缺乏，如铁、钙、B 族维生素等都是中年女性容易缺乏的营养素。所以，要求我们养成良好的饮食习惯，不偏食不挑食，保持合理体重。如果经常出差的女性，可以适当使用一些膳食补充剂。

3. 肠道健康 远离亚健康，应从"肠"计议。我们对于肠道的认识往往只局限于它是食物消化、吸收、排泄的器官，其实肠道是免疫系统最大的器官，人体 50% 以上的免疫细胞都在肠内，有 80% 的免疫抗体在肠道产生。而大部分的非传染性慢性疾病与肠道不健康有关。因此，保持肠道健康非常重要。膳食纤维、益生菌、益生元等都是有益于肠道健康的物质。粗杂粮、水果、蔬菜等是膳食纤维的主要来源，纳豆、酸奶、豆豉等含有丰富的益生菌，益生元作为益生菌的原料，不能被人体吸收，但可以促进益生菌生长。蔬菜水果含有的可溶性膳食纤维是益生元的主要的食物来源。

4. 忌烟、酒、刺激性食物 烟酒会影响人体神经、循环、消化和呼吸系统，可加重更年期的不适症状。茶和咖啡会兴奋大脑皮质，虽能振奋精神，但影响睡眠，因而喝茶或咖啡时宜淡不宜浓。葱、姜、辣椒等刺激性食物，也会加重更年期的烦躁症状。

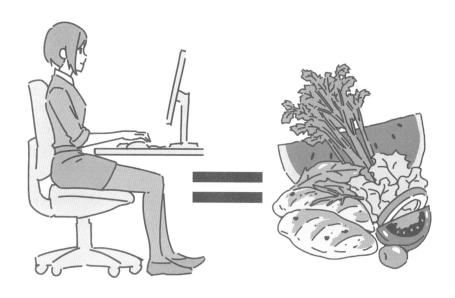

希望每一位职场女性远离亚健康，拥有健康的身体、乐观的心态。

补充抗氧化剂可以预防衰老吗

抗氧化已经成为一种潮流，只要是对健康养生比较感兴趣的人应该都听过"抗氧化""自由基"这些词语。如今在食品、保健品领域，只要带上"抗氧化"的字眼，往往让人趋之若鹜。

那么，究竟什么是抗氧化，抗氧化和抗衰老之间有什么联系呢？

自从 20 世纪 50 年代有物理学家提出"自由基理论"可以用来解释人类衰老现象之后，又进一步提出抗氧化剂可以减缓衰老的理论，甚至能预防肿瘤、心血管疾病、类风湿性关节炎、帕金森病等疾病的发生。人体自身存在一定的抗氧化系统，然而人们还不断在膳食中寻找可能的抗氧化剂，如维生素 E、类胡萝卜素、维生素 C、锌、硒、脂肪酸等多种营养素，茶多酚、多糖、葡萄籽、原花青素、大豆异黄酮等食物成分也具有明显的抗氧化作用。

虽然近年来关于抗氧化剂在临床上应用的研究很多，但是能够得出明确结论的却很少，甚至有一些研究还发现过多补充抗氧化剂会对身体产生危害。比如国外很多临床营养方面的研究都发现人为补充抗氧化剂，并不能有效预防冠状动脉硬化。一些涉及几十万人的大型临床研究也并没有得出补充抗氧化剂对降低死亡率有明显帮助的结论。

自然界中含抗氧化功能成分的食物是非常丰富的，比如新鲜蔬菜水果中含有丰富的维生素 C、β–胡萝卜素，绿茶中含有丰富的茶多酚，紫色食物中含有丰富的花青素，大豆中含有的大豆异黄酮等。而且自然界中的天然抗氧化剂进入人体后比较稳定，机体存留时间长，最重要的是对机体没有危害。

因此，建议不要乱用抗氧化剂，药补不如食补。

关于胶原蛋白你了解多少

胶原蛋白对于大多数女性应该是非常熟悉的名词了，流行多年依然经久不衰，因其抗衰老、紧致毛孔、恢复皮肤弹性的广告功效，激发了爱美女性们的购买欲望。

不过，对于胶原蛋白你了解多少？胶原蛋白真有广告中的所说的那样神奇吗？

正常情况下，在均衡饮食和足够的蛋白质及维生素摄入的情况下，人体就能够合成足够的胶原蛋白。但是随着年龄的增长，成纤维细胞的合成能力下降，若皮肤中缺乏胶原蛋白，胶原纤维就会发生交联固化，使细胞间的黏多糖减少，皮肤便会失去弹性和光泽，发生老化、色斑、皱纹等。为了延缓衰老，各种富含胶原蛋白的产品应运而生，有口服的有外用的。

吃胶原蛋白产品，能直接补到皮肤上吗？

那还真不一定。

首先，胶原蛋白属于不完全蛋白，因为它所含的必需氨基酸种类不齐全，不能满足人体生长发育和维持生命，所以不作为蛋白质来源的主要选择。其次，胶原蛋白在经过消化系统后，和其他蛋白质一样，都是以氨基酸的形式被吸收，重新被身体组装，能不能作用到皮肤上要看"缘分"了。比如多喝富含胶原蛋白的骨肉汤、口服胶原蛋白补品等，其真正能到达肌肤并起作用的量非常有限，且过程冗长，效率也偏低。

直接皮下注射胶原蛋白针剂，主要用于填充深的皱纹，修补皮肤损伤造成的缺损（如青春痘疤痕）和脸型缺陷等，其效果立竿见影，但注射到皮肤内的胶原蛋白会被人体逐渐吸收，因此其功效只能维持半年至一年，而且少数人群可能会出现过敏、感染等副作用。

什么是轻断食减肥法

轻断食概念的流行离不开一个人和一部纪录片。2012年，英国医学博士麦克尔·莫斯利与600人共同实践轻断食的经历，拍成了一部名为《进食、断食与长寿》的纪录片，随后出版了相关图书。轻断食随即成为一种时尚风潮，席卷欧美国家。

那到底什么是轻断食？

轻断食也叫"间歇性断食"，通俗讲就是有时正常吃，有时少吃。目前比较推崇的轻断食减肥方法是"5∶2轻断食减肥法"。一周中五天维持正常饮食，其余两天要轻断食，但断食日不能是连续两天，必须分开进行，例如可选择周一和周四进行断食。

怎么计算轻断食？

断食日并非毫不进食，而是要摄取平日能量的四分之一，一般建议男士摄取600千卡，女士摄取500千卡。严格控制能量，在食物选择上以蔬菜、水果、粗粮、牛奶、鸡蛋、瘦肉、豆制品等食物为主，断食日最好不要食用烹饪油，但可摄入少量的坚果作为加餐，一般建议10克。同时在断食日需要摄入比平时多的水分。非断食日的五天正常饮食，但注意并不是大吃大喝，而是要摄取适当能量，养成健康的饮食习惯。只是能量要求同正常一样，但还是要注意食物的选择，如油炸类食物、酒精、高糖饮料、高油高糖零食都是绝对不可以吃的。

轻断食应注意以下几点

1. 轻断食不是不吃东西，断食期间也要保证低热量的营养摄入。

2. 断食要与运动结合，可进行散步等强度较小的运动，避免剧烈运动。

3. 断食不能只考虑能量不考虑营养，同样是 500 千卡，吃果蔬比喝糖水更营养。

4. 轻断食并不适合所有人，儿童青少年、70 岁以上老人、孕妇、母乳喂养的妈妈们、严重营养不良者，以及心脏病、肾病、糖尿病、癌症等患者并不适合，请不要尝试。

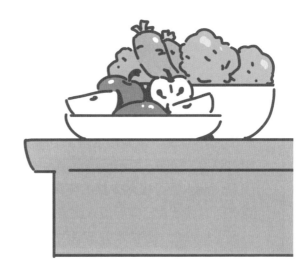

怎样吃素更健康

素食是一种饮食习惯和饮食文化，是以不食肉、家禽、海鲜等动物性食物的饮食方式，又细分为全素、蛋素、奶素、蛋奶素等。完全戒食动物性食物为全素食；不戒蛋、奶等为蛋奶素。但从营养学角度看，单纯吃素食，如果膳食安排不合理并不能充分供给蛋白质、矿物质等营养素，容易出现蛋白质、铁、锌、维生素 A 等营养素缺乏，易患贫血、肥胖、胆结石等，甚至影响生育功能。

那么，怎样吃素才能保证营养均衡、身体健康呢？

1. 主食的选择　主食应粗细搭配，增加全麦面包、胚芽面包、糙米等摄入。与细粮相比，粗粮中含有更多的膳食纤维、B族维生素以及矿物质等。因此，为了弥补缺乏动物性食物带来的某些营养素不足，素食者应丰富主食种类，减少精米精面摄入，增加全谷类食物在主食中的比例。

2. 豆类摄入增加　大豆及豆制品中含有丰富的优质蛋白质、不饱和脂肪酸、B族维生素、矿物质等物质。由于动物性食物的缺乏，大豆及豆类品成为素食者优质蛋白质的主要来源。建议每天摄入大豆 50～80 克或等量豆制品。蛋奶素食者，因可以进食蛋和奶制品，可适量减少大豆及豆制品的摄入量，每天摄入 30～60 克大豆或等量豆制品。

3. 适当食用坚果　坚果中含有丰富的不饱和脂肪酸、矿物质等，但坚果能量较高，注意食用量。素食者容易出现营养素缺乏，因此应适当增加坚果的食用量。中国营养学会推荐每周摄入坚果 50～70 克，平均每天 10 克左右。

4. 蔬菜水果充足　在选择蔬菜水果方面，尽量多选择颜色较深的食物。其次，新鲜蔬果中富含维生素 C，有利于人体对植物性食物中非血红素铁的吸收。对于因不吃肉而易出现贫血的素食者而言，这是防治贫血的重要一环。

5. 特定人群注意微量营养素的补充　素食者最容易出现铁缺乏，尤其是孕妇、母乳喂养者，本就是贫血的高危人群。因此，当女性处于这两个特殊阶段时，一方面要增加日常饮食中富含铁食物的供给；另一方面，一旦出现贫血，在纠正饮食结构的前提下，可及时使用补铁制剂。

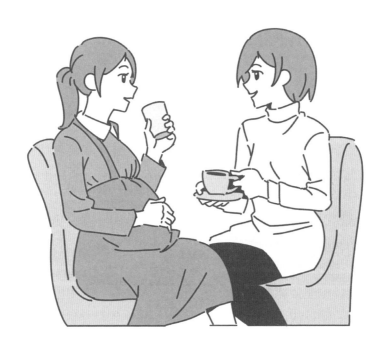

高蛋白饮食
有什么危害

不吃淀粉和脂类，能量主要由蛋白质供给，即我们常说的高蛋白饮食。高蛋白减肥法由于其饱腹感强、易操作成为近几年比较流行的减肥方法。但是长期高蛋白饮食对人体危害是很大的。

1. **营养不均衡**　碳水化合物是能量的主要来源，也是丰富、经济的营养素，尤其是肌肉与脑部运作的主要燃料。如果长期不吃淀粉类食物，碳水化合物得不到供应时，机体为了满足自身对糖的需要，则要通过糖异生作用将蛋白质转化为葡萄糖供给能量，额外增加了蛋白质的消耗。

2. **肠道功能紊乱**　正常量蛋白质进入胃肠道后经过消化后转变成氨基酸，然后被肠黏膜吸收进入血液，继而被合成人体蛋白质。人体对任何营养物质的消化和吸收都有一定限度，对蛋白质也一样。如果蛋白质摄入量过高，部分不能被消化，也不能被吸收，这些未被消化的蛋白质和已被消化而未被吸收的氨基酸被肠道细菌分解，发生腐败作用，形成大量腐败产物，容易造成肠道功能紊乱。

3. **影响肾功能**　蛋白质的代谢废物，如尿素、肌酐、肌酸和尿酸须经肾脏滤过进入尿中，继而排出体外。由于代谢废物量大，肾脏滤过量也大，从而加重了肾脏的排泄功能。如果肾脏负荷长期增加，则会致使功能和结构受损，继而危害健康。

4. **影响情绪**　大脑需要糖类才能生产调节情绪的血清素。当饮食中的碳水化合物含量非常低时，可能会感到不悦、易怒等情绪。澳大利亚有一项研究，在对一些超重的成年人进行调查后发现，在一部分人采取低碳水化合物饮食一年后，这部分人的偏执程度要超过采取高碳水化合物、低脂肪饮食的另一部分人。在这项研究中的两部分超重个体都减去了大致相同的体重。

5. **其他**　长期高蛋白饮食会加速钙的流失，影响肝功能，导致口臭，体重易反弹等。

以上就是高蛋白减肥法对身体造成的危害。如果想要减肥，可以适当地在短期内选择高蛋白减肥，但不能长期使用，并且最好在专业医生指导下进行，一旦发现任何异样应及时就医。

什么是生酮饮食

生酮饮食（ketogenic diet，KD）是一种高脂肪、低碳水化合物、适量蛋白质的饮食方式。20世纪初，医学专家发现饥饿能减少癫痫发作，因此开始用于儿童难治性癫痫的治疗。从1970年开始，这一饮食疗法渐渐用于减重，至今已经成为一种流行的减肥方法。

生酮饮食是通过限制糖（碳水化合物）的供能，模拟饥饿状态，逼迫脂肪为身体提供能量的过程。通常饮食中碳水化合物供能比为55%～65%，蛋白质和脂类供能比为35%～45%，而生酮饮食中脂肪供能比为70%～80%，蛋白质和碳水化合物供能比为20%～30%。

一般情况下，碳水化合物在体内会分解为葡萄糖，一部分提供能量，一部分储存在肝脏，形成肝糖原。人体需要能量时，首先会用葡萄糖然后用肝糖原，两个存量都不够了，就会开始将脂肪酸和氨基酸转化为葡萄糖，最后把脂肪分解成酮体，作为能量来源。脂肪酸通过β氧化来供应能量，而脂肪酸的β氧化过程中会产生酮体，大量脂肪酸氧化分解使酮体生成增加，而酮体有抑制食欲、促进脂肪分解、降低脂肪合成等作用。

目前来看，生酮饮食短期效果还是比较明显的。有相关临床试验结果显示，相比于低脂饮食，生酮饮食可以减轻更多重量，并且更能够保持减重效果。目前研究还发现，生酮饮食除减重外，还有其他益处，如降低血糖、改善心脏功能。但目前研究主要还是短期的，有的仅仅是动物实验的研究数据，缺乏长期、大样本的人群研究。因此，生酮饮食的长期安全性目前不能确定。但是可能会存在以下潜在风险。

1. 头晕、乏力、易怒　随着体内水分的减少，电解质也会随之减少，主要是钠、钾、镁等矿物质的减少可导致头晕、无力、头痛等症状。同时，大脑由葡萄糖来供能，长期缺乏碳水化合物，会导致大脑供能不足，容易出现头晕、乏力甚至易怒等症状。

2. 胃肠不适 生酮饮食中链甘油三酯比例过高，可能引起肠胃不适，如腹部绞痛、腹泻、呕吐等。

3. 酸中毒 生酮饮食模式下，脂肪代谢产生的酮体除了供能以外，高浓度的酮体对人体是有害的。人体会通过肾脏排出酮体，长时间处于生酮状态极有可能产生酸中毒，甚至会危及生命。

4. 代谢性疾病高发 高脂饮食往往伴随着胆固醇和脂肪的过多摄入，长期摄入过多会导致甘油三酯、胆固醇升高，进一步增加罹患一些疾病的风险，如高脂血症、心肌梗死等。大量酮体聚集在体内，易致人体产生过多尿酸，从而增加肾结石和痛风的风险。

5. 营养素缺乏 长期不吃或极少吃蔬菜、水果和谷物等，极易导致膳食纤维、硒、镁、钾、B族维生素和维生素C等营养素，以及抗氧化剂、植物化学物等非营养素物质缺乏。因此，在执行生酮饮食减肥时建议补充一些复合维生素和矿物质。

6. 尿频、便秘 当人体摄入碳水化合物减少，糖原储存下降时，肾脏会开始抛售多余的水分。另外，随着血液中胰岛素水平下降，肾脏开始排泄过量的钠，也会导致体内水分减少，身体排水会导致尿频。生酮饮食初期体重下降得特别快，但是不要高兴得太早，掉的重量只是水分，不是脂肪。便秘是因为体内含水量减少以及膳食纤维摄入减少，造成大便干结，所以在减重期间一定要记得多喝水，及时补充水分。

当然，有学者认为，生酮饮食的有些不良反应是可以预防的，在治疗上也不困难。如脱水、低血糖反应和轻度代谢性酸中毒等。生酮饮食中减少中链、长链甘油三酯比例以及增加膳食频率可以改善长期的耐受性。同时，在生酮饮食期间，需要补足钙、硒、锌、维生素 D 和碱类，以减少微量元素的不足和肾结石的发生率，并增加富含高纤维素的蔬菜，补足水分。

生酮饮食主要用于超重或肥胖者，尤其是体脂率高的人群，但这种减肥方法并不适合所有人，有脂肪代谢障碍性疾病、糖尿病、肾脏疾病、肝脏疾病、严重血脂异常、胰腺炎病史、孕妇、母乳喂养等人群，不建议使用此方法。

生酮饮食前，需要到内分泌科或专门的减肥门诊就诊咨询，在医生和营养师的共同监督下执行。而且生酮饮食期间最好配合肌肉力量锻炼，也就是抗阻运动，来增加肌肉含量，至少不要因为减重而减少肌肉。

生酮饮食在不限制脂肪和总能量的情况下，仍能短期显著减重、降糖，增加高密度脂蛋白胆固醇，降低甘油三酯、血压等，这显然颠覆了过去人们对慢性糖脂代谢性疾病发生的认知。一些学者认为，生酮饮食有望作为肥胖和 2 型糖尿病患者的一线非药物治疗方案，或可成为减重药物、代谢性手术的理想替代品，但目前仍需要更多长期、大规模的临床研究结果来明确这一结论。

鉴于生酮饮食可能带来的风险，尤其是对于糖尿病患者，不建议擅自盲目尝试，请务必在内分泌科医生和营养师的指导下科学开展，并完善长期随访，出现不良反应及时评估危险程度，防范疾病发生。

总而言之，饮食减肥法种类很多，找到适合自己的、切实可行且安全的方法才是我们所希望的。

扩展阅读

科学备孕要做哪些准备

补充鱼油可以让宝宝更加聪明吗

孕期如何合理补钙

孕期零食怎么吃

早孕反应严重应该怎么吃

孕期体重应该长多少合适

"糖妈妈"怎么吃

孕期贫血怎么吃

产前吃什么能养足体力

哺乳期妈妈怎么吃营养又瘦身

哺乳期妈妈需要额外补充营养素吗

坐月子有哪些饮食小误区

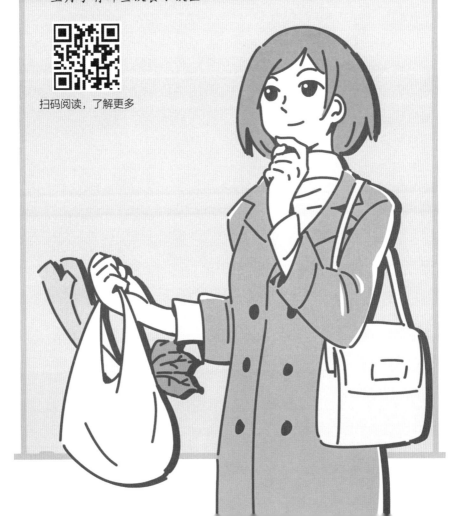

扫码阅读，了解更多

图书在版编目（CIP）数据

做好家人的营养师 / 杨昌林，杜鹏主编. —北京：
人民卫生出版社，2023.11
ISBN 978-7-117-34952-9

Ⅰ.①做… Ⅱ.①杨… ②杜… Ⅲ.①食品营养
Ⅳ.①R151.3

中国国家版本馆 CIP 数据核字（2023）第 111143 号

做好家人的营养师
Zuohao Jiaren de Yingyangshi

主　　编	杨昌林　杜　鹏
出版发行	人民卫生出版社（中继线 010-59780011）
地　　址	北京市朝阳区潘家园南里 19 号
邮　　编	100021
E － mail	pmph @ pmph.com
购书热线	010-59787592　010-59787584　010-65264830
印　　刷	北京顶佳世纪印刷有限公司
经　　销	新华书店
开　　本	710×1000　1/16　　印张:21
字　　数	344 千字
版　　次	2023 年 11 月第 1 版
印　　次	2023 年 11 月第 1 次印刷
标准书号	ISBN 978-7-117-34952-9
定　　价	78.00 元

打击盗版举报电话	010-59787491	E － mail	WQ @ pmph.com
质量问题联系电话	010-59787234	E － mail	zhiliang @ pmph.com
数字融合服务电话	4001118166	E － mail	zengzhi @ pmph.com

55检